「こまがた式 膣トレ」のススメ

子宮内膜症は自分で治せる

新装版

駒形依子

こまがた医院院長

はじめに

私は山形県米沢《よねざわ》市で、婦人科と漢方内科を中心としたクリニックで、日々、婦人科系のトラブルで悩むかたたちを診察しています。

なかでも、「子宮内膜症《しきゅうないまくしょう》」を抱える多くのかたが、病院で勧められた治療の副作用がつらくて続けられなかったり、治療をやめたとたんに症状が元に戻ったりして、どうにもならない状況に陥り、クリニックを訪れます。

最近、子宮内膜症と診断されるかたが増えています。

そもそも子宮内膜とは、子宮の内側を覆い、受精卵を着床させて、赤ちゃんのベッドの役割を果たすものです。その子宮内膜の組織が、毎月、子宮の内側以外の場所で増えて出血し、炎症を起こすことで、強い痛みが生じているのが、子宮内膜症です。

私は今まで子宮内膜症の患者さんたちに、自宅でできるセルフケアをアドバイスしてきました。

実践された多くのかたから、「生理痛が軽くなった」「経血量が少なくなった」「鎮痛剤を飲まなくてもよくなった」「生理中でも外出できるようになった」など、劇的な変化の報告をいただいています。

それに加えて、冷えや便秘、むくみ、頭痛、肩こりなどが解消されて、「昔みたいに寝込まずに動けるようになった」「肌がキレイになった」「性交痛がなくなり、セックスレスが解消した」といった声も届きました。

内服治療を行うだけでなくセルフケアを考案したのは、私自身も長年ひどい生理痛や過多月経《かたげっけい》（経血の量が異常に多い状態）に悩まされ続け、内服治療で効果が出ず、副作用にも悩まされ、自分自身のこの現状をどうにか改善したいと思ったからです。

私の場合、中学1年生のときに始まった生理は、過多月経ではあったものの、生理痛はありませんでした。それが17歳の冬から突然生理痛がひどくなり、このときに初めて婦人科を受診しました。処方された薬を服用したものの、改善する気配はなく、結局、鎮痛剤を1日4回服用しないと生活できないほど、つらい状態で長年過ごしていました。

産婦人科医として働くようになってからも、ひどい生理痛、過多月経、腰痛、ＰＭＳ（月経前症候群）に悩まされ、仕事に支障が出るようになりました。自分が外来で勧めている低用量ピルを内服してみましたが、副作用でむくみがひどくなり、体重が10kgも増えたため、内服を中止しました。

患者さんには「鎮痛剤は1日3回までですよ」と指導するのに、自分は鎮痛剤を1日4回も飲んで仕事している現状、「ちゃんと睡眠を取ってくださいね」と指導するのに、自分は当直明けで一睡もしていない現状にも矛盾を感じ、「これはもう医者としても、女としても、自分でなんとかしなければいけない」と思ったのです。

それ以来、医師として診察や手術をしてきた経験と、西洋医学・東洋医学の知識を組み合わせ、自分の体を使ってさまざまな方法を試して〝自分実験〟を行いました。

そしてたどりついたのが、この本で紹介するセルフケアなのです。

詳しくは、第3章でお伝えしますが、当院では「膣《ちつ》トレ」「骨盤ストレッチ」「肩甲《けんこう》骨《こつ》はがし」「おっぱいはがし」といったセルフケアをお勧めしています。

これらを行うと、全身が温まり、骨盤内の血液の流れがよくなります。そして流れる血液の量が増えることで子宮の冷えが解消され、老廃物も排出しやすい体になって、子宮内膜症のいろいろな症状が改善されやすくなるのです。

一般的に子宮内膜症については、一番の治療は妊娠だとか、閉経するまで治らないなどといわれています。しかし、その疾患をよく理解することで、症状をコントロールすることは可能です。

自分を治せるのは、自分しかいない――。〝自分実験〟を行う中で、私自身、そう確信しました。

本書で紹介する方法は、日々の生活にすぐに取り入れられるセルフケアばかりです。簡単ですが、効果は抜群なので、ぜひ実践していただければと思います。

2019年10月

こまがた医院院長・産婦人科医　駒形依子

子宮内膜症は自分で治せる　目次

第2章 子宮内膜症は自分で治せる

第3章

子宮内膜症を治すセルフケアのやり方

第4章

元気な子宮をつくる生活術

第5章

子宮内膜症を自分で治した体験談

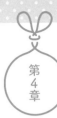

表紙デザイン　牧　陽子(本誌)
ブックデザイン　角　知洋(sakana studio)
イラスト　わたなべさちこ
構成　RIKA

※学会では「腟」が推奨されていますが、この本では「膣」と表記します

第1章

子宮内膜症って
どんな病気？

生理のある女性の10人に1人がなる病気？

子宮内膜症《しきゅうないまくしょう》の症状を訴えるかたは年々増えていて、生理のある女性の約10％に見られるといわれています。

また、20〜30代女性の10％、生理痛を訴える女性の25％、不妊女性の50％に見られるという報告もあり、子宮内膜症は若年化が進んでいるという印象を受けます。

現代病だと思われがちな子宮内膜症ですが、実は昔から存在はしていたと思われます。多産だった時代は、閉経までの生理の回数が現代に比べてかなり少なかったため、子宮内膜症を発症しにくかったのではないでしょうか。

子宮内膜症と関係の深い生理のしくみを、簡単に説明しましょう。

女性ホルモンには、エストロゲン（卵胞《らんぽう》ホルモン）とプロゲステロン（黄体《おうたい》ホルモン）があります。

まずエストロゲンには、次の2つの働きがあります。

①排卵に向けて卵胞や卵子を育てる働き

②受精卵がやって来たときに着床しやすいように、受精卵のベッドである子宮内膜を厚くしてふわふわにする働き

そして厚くなった子宮内膜は、プロゲステロンの働きで維持されます。

妊娠が成立しなければ、不要になった子宮内膜がはがれ落ちて、血液とともに生理として排出されます。

子宮内膜症とは、子宮内膜の組織が、子宮の内側以外の場所にできる病気です。原因はまだよくわかっていません。その多くは、骨盤内の腹膜や卵巣《らんそう》に見られますが、まれに肺や腸などにできることもあります。

生理周期に合わせてエストロゲンの影響を受け、子宮の内側以外の場所で、子宮内膜組織の増殖や出血、炎症がくり返されます。ですから、生理痛がひどくなり、生理のたびに炎症をくり返し、臓器が癒着《ゆちゃく》して、症状が悪化していくのです。

ここで質問です。

あなたのご家族や親族に、昭和初期に生まれたかたはいらっしゃいますか？　その時代は、一家に5～10人の子どもがいるというケースも珍しくなかったと思います。

もし、子どもを10人産んだとすると、最低でも10年間は生理が来ないことになります。さらに、授乳によって産後1年くらい生理が来なければ、妊娠期間を加算すると、約20年間、生理が来ないかたもざらにいたでしょう。

また、今ほど栄養が取れなかった時代は、産後、母体に栄養が回らず、そのまま生理が来ない女性も多かったでしょうし、平均寿命が短かったことを考えると、今ほど生理の回数は多くなかったのかもしれません。

生涯に起こる生理の数を昔と比べると、今は10倍多いといわれています。昔は、生涯で生理が40回来ていたとしたら、今では400回になります。

晩婚化で出産年齢が遅くなり、出産する子どもの数は少なくなっています。それだけ、今の女性は生理の回数が多くなって、ホルモンの発動も増えているということになるのです。

子宮内膜症は、**エストロゲンの影響を受ける病気のため、生理の回数が多ければ多いほど悪化します。**

そのほかの理由として、医療の進歩で子宮内膜症が発見されやすくなったことや、初潮を迎える年齢の低下、骨盤底筋群《こつばんていきんぐん》の筋力低下、骨盤のゆがみ、骨盤を動かす動作が少なくなったことなども挙げられます。

子宮の構造と役割、知ってますか？

子どもを産んだことのないかたの**正常な子宮は、Lサイズの鶏卵ぐらいの大きさ**です。これまでに見たこともないほど、かわいくてキレイなピンク色をしていて、ちょうど恥骨に収まるくらいのサイズになります。

子宮を縦に切った図（16ページ参照）を見ると、子宮は、子宮体部《しきゅうたいぶ》と子宮頸部《しきゅうけいぶ》に分かれていて、子宮頸部は膣《ちつ》とつながっています。

そして、子宮から左右に出ているように見える袋のようなものが卵巣で、卵巣の上から左右に伸びている手のようなものが卵管《らんかん》です。

卵管の先の卵管采《らんかんさい》は手のひらのようになっていて、卵巣の中にある卵胞《らんぽう》から飛び出した卵子を、その手でキャッチします。

卵子は、卵管内で出会った精子と受精して受精卵になり、細胞分裂をくり返しながら、子宮の内側に移動して着床します。

受精卵が着床するために必要なのが子宮内膜です。受精卵をふわふわのベッドで出迎えて、ちゃんと着床させるために、子宮内膜は毎月妊娠に備えて厚くなります。そ

子宮の構造と断面

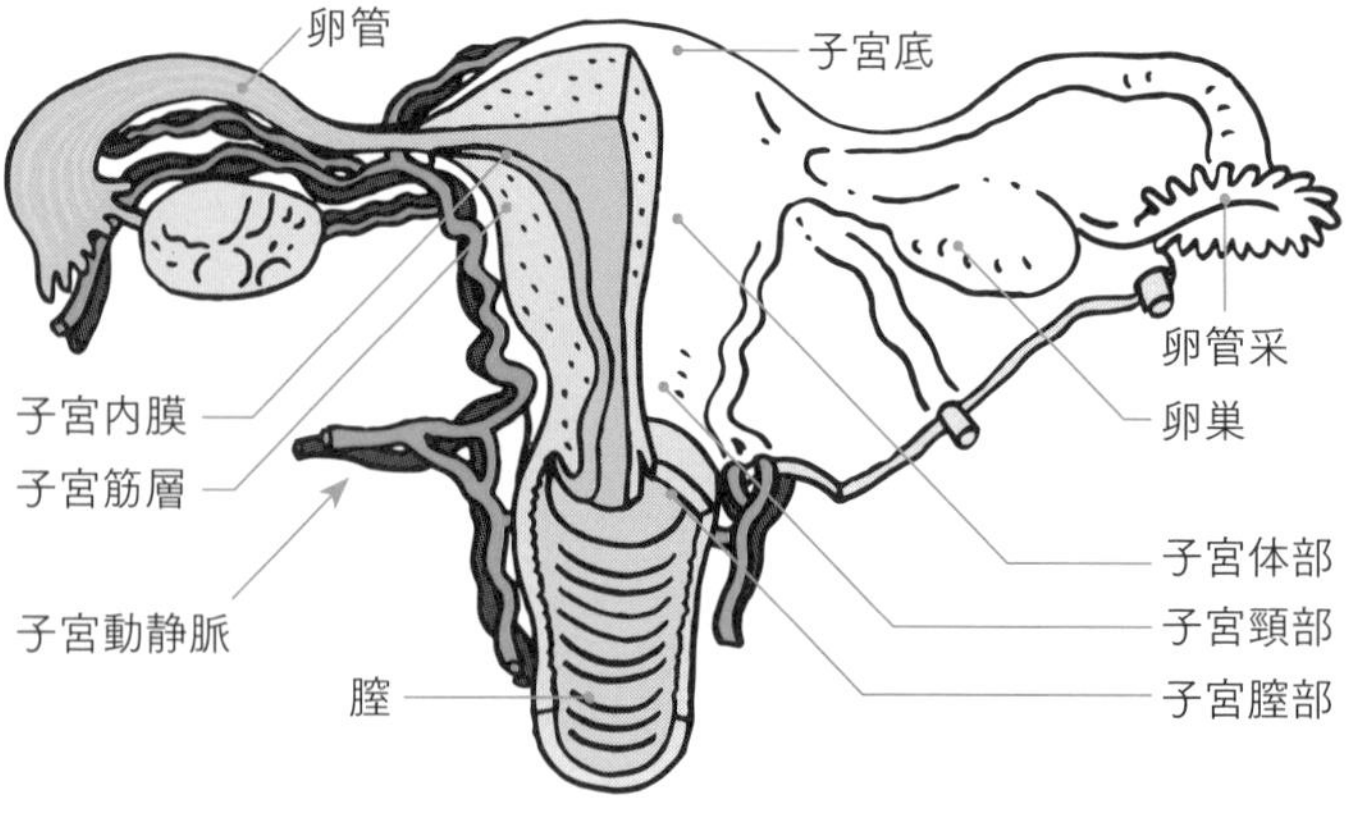

して妊娠に至らなかった場合は、生理として体外に排出されます。

つまり、卵子を育てて排卵するのは卵巣。ほわほわの子宮内膜を育て、必要がなくなればはがして排出させるのは子宮というわけです。

卵胞を育て、子宮内膜を厚くするエストロゲンがうまく分泌されなくなると、生理不順や不妊などの原因になることがあります。

生理トラブルがあるかたは、自分の体が今どんな状態にあるのかを知って、第3章で紹介するセルフケアで子宮や卵巣の状態を正常に近づけていきましょう。

生理痛と過多月経があるのは当たり前じゃない!?

子宮内膜症の主な症状は、つらい生理痛と過多月経《かたげっけい》（経血の量が異常に多い状態）です。この2つの症状があれば、基本的には子宮内膜症を疑います。

そのほかには、生理ではないときに**下腹部痛や排便痛、性交痛、不妊、便秘が現れる場合もあります。**

「生理痛があるのは当たり前」と思っているかたも多いのですが、**生理痛はないのが当たり前です。**

痛みがあるということは、子宮にも体にも負担をかけているということ。そんな状態が「普通」とか「当たり前」だなんてありえません。

少し休んだり、体を温めたりすることでよくなる生理痛については、それほど心配する必要はありません。しかし、1日中寝込んだり、吐いてしまったり、市販の痛み止めが効かなかったり、痛みで眠れなくなったりするほどひどければ、子宮内膜症を疑います。

子宮内膜症の特徴は、激しい生理痛なのです。

私が診察した中には、ガンの疼痛《とうつう》のときに使用する、モルヒネの一歩手前くらいの強い鎮痛剤を飲んでいても効かないというかたや、「生理痛よりも陣痛のほうが楽だった」と話すかたもいました。

ただし、検査では子宮内膜症の可能性が高くても、生理痛がない場合もあるので、痛み以外の症状にも注意してください。

夜用の紙ナプキンが1～2時間で漏れるのは異常!?

子宮内膜症のかたには、経血量が異常に多い過多月経も数多く見られます。

1回の生理（始まりから終わりまで）の正常量は平均37～43㎖で、多い場合でも140㎖前後で、150㎖以上は過多月経だといわれています。

ですから、経血量が多くても、吸収性ポリマーが入っていない昼用の紙ナプキンが2枚あれば足りるはず。3枚あれば余裕です。

これは1日ではなく、1回の生理で使う枚数です。「生理期間中にずっと付けっぱなしにしても、2枚あれば足りるぐらいの経血量」が正常ということです。

ところが、**生理2日目は夜用の紙ナプキンを1～2時間で交換しないと、経血が漏れてしまうかた**がいます。

私自身も、以前は生理痛や過多月経が当たり前だと思っていましたし、夜用の紙ナプキンを昼間も付けないと漏れることも多かったので、数時間にわたる手術に入るときは、紙ナプキンから経血が漏れないか、心配で仕方ありませんでした。ある意味、手術に集中して早く終わらせる訓練にはなりましたが（笑）。今は、それが普通ではなかったことがよくわかります。

子宮は鶏卵くらいの大きさです。本来、卵を割っても60㎖程度しか中身が出ないのに、1～2時間で夜用の紙ナプキンを付け替えないと漏れるほど出血があるのは、どう考えてもおかしいですよね。

生理が始まってから終わるまでの期間に、150㎖以上を出血している状態は正常ではない、ということに気づきましょう。

さらに、分娩《ぶんべん》のときはたくさん出血するといわれていますが、その量は300㎖前後です。少なければ１００㎖以下で済むこともあります。５００㎖を超えたら異常出血、緊急事態として助産師さんから産婦人科医に連絡が来ます。

ということは、子宮内膜症で過多月経の場合、毎月、お産と同じくらい、いやそれ以上に出血している可能性があるということです。それに激しい生理痛が伴えば、毎月、〝お産〟並みの痛みと出血をくり返しているようなものなのです。

ちなみに、男性が４００㎖献血した場合、３カ月間は献血禁止です。その理由は、体が回復するのに最低でも３カ月は必要だと考えるからです。

毎月毎月、回復する期間もなく、もしかしたら５００㎖以上も出血しているかたの体は、いつ回復するのでしょうか？

血液が常に不足することで、体が慢性的な脱水やエネルギー不足になるのも当然です。

排便痛や性交痛が不妊も招く!?

子宮内膜症の中でも特に骨盤《こつばん》子宮内膜症《しきゅうないまくしょう》（31ページ参照）になると、飛び散った子宮内膜組織が生理のたびに厚くなり、出血して、炎症をくり返します。そのため、**粘膜組織が壊れ、浸出液が分泌されて周りの臓器と癒着することがあります。**例えば、ひざをすりむいて出血し、炎症を起こすと、ねばねばした浸出液が出て傷を覆います。

臓器の中でも、これと似たようなことが起こります。ただし、体内では浸出液が分泌されて傷を覆い修復するときに、周りの組織や臓器を巻き込み、最終的には接着剤でくっつけたように固く癒着してしまうのです。

子宮と直腸の間にある、腹膜《ふくまく》という膜に覆われたくぼみを「**ダグラス窩《か》**」といいます。ダグラス窩に子宮内膜組織が散在すると、生理のたびに肥厚《ひこう》→出血→炎症をくり

子宮内膜症の主な症状

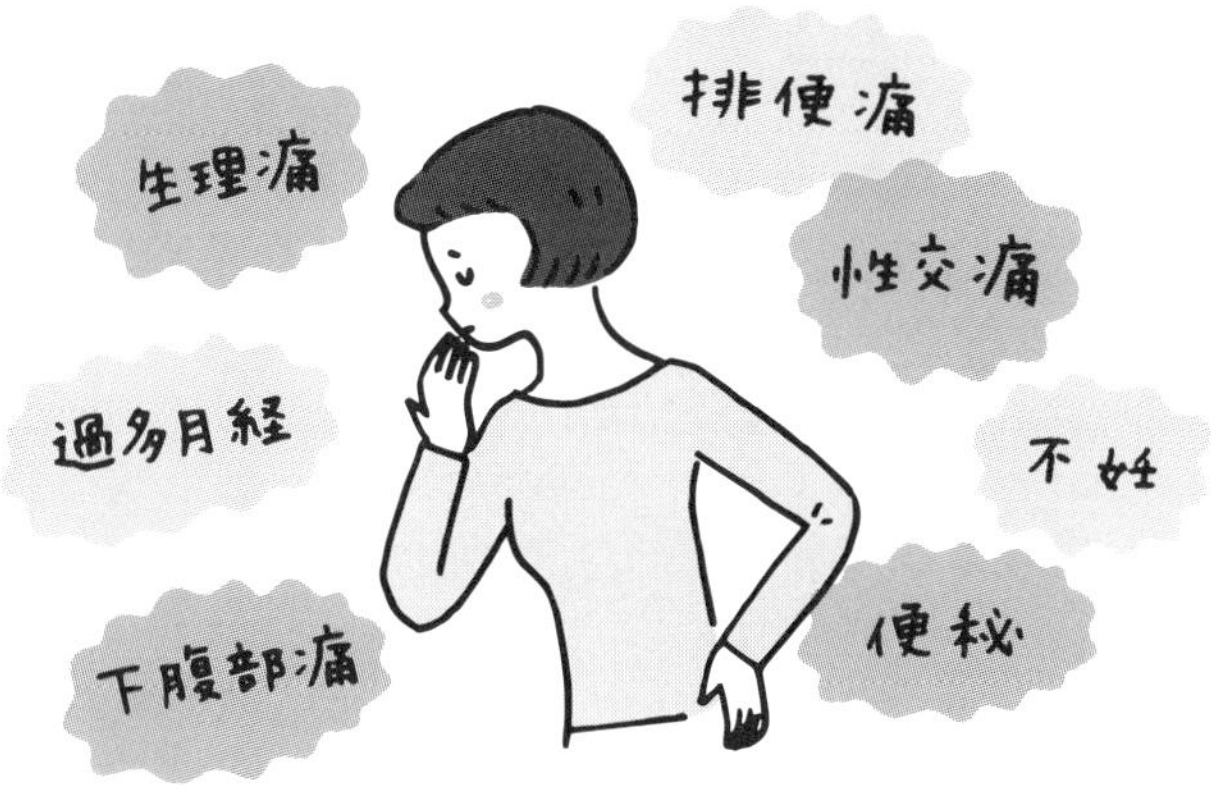
排便痛
生理痛
性交痛
過多月経
不妊
便秘
下腹部痛

返します。そして、子宮の後ろ側と直腸が癒着して、子宮が動かなくなるケースがあるのです。

こうなってしまうと、排便のときに直腸が引っ張られるような排便痛が出たり、子宮の位置が固定されてしまうために性交痛が出たりすることがあります。

また、骨盤子宮内膜症では、卵子をキャッチする卵管采が子宮や腸に癒着したり、通常は手のひらをパーに広げたような形をしている卵管采自体が癒着して、グーの状態になったりすることがあります。その結果、卵子をキャッチすることができず、排卵はしていても妊娠はできないというケースも見られます。

癒着してしまった部分をはがす手術を行うかどうかは、患者さんがなにを優先的に求めているかで判断します。

癒着が原因で不妊になっている可能性が高いかたが、「どうしても自然妊娠したい」「手術をしてでも自然妊娠したい」と強く希望している場合は、腹腔鏡《ふくくうきょう》でおなかの中の癒着の状態を確認し、癒着を認めれば、手術ではがすこともあります。

しかし、一度ガチガチに癒着してしまった臓器をはがすのは、腹腔鏡手術・開腹手術のどちらも簡単ではありません。出血が多くなることもあるし、手術で臓器を傷つけた場合、最悪、人工肛門《こうもん》や卵管・卵巣の摘出になるおそれもあるので、慎重に検討する必要があるのです。

そのため、痛みがなければ、無理に手術をせずに、そのまま癒着させておき、不妊治療を勧めることもあります。

子宮内膜症の種類

子宮内膜症は、発症する部位によって、大きく4つの疾患に分かれます。ここからは、それぞれの疾患について、症状・診断を見ていきます。ただ卵巣ガンなどを合併することもあるので、自己判断はせず、**きちんと医療機関で診断を受けましょう。**

①チョコレート嚢胞（卵巣子宮内膜症）

症状

子宮内膜症の中で最も多いのが、チョコレート嚢胞《のうほう》です。卵巣に古い出血が蓄積し、茶色になって、見た目がチョコレートに似ていることから、そう呼ばれています。

卵巣に嚢胞状の腫瘍ができる病気ですが、大きいから痛みがひどい、小さいから痛みが少ないというわけでもありません。痛みがまったくないかたもいます。

チョコレート嚢胞と〝診断〟されても、実際はチョコレート嚢胞である場合と、そうではない場合があります。

① チョコレート嚢胞

骨盤子宮内膜症（31ページ参照）で、飛び散って卵巣に定着した子宮内膜組織から、毎月出血した血液が卵巣にたまり、卵巣が腫れているケース

② 黄体出血《おうたいしゅっけつ》

排卵したときの出血が一時的に、もしくはなかなか吸収されずに、卵巣にたまっている状態が、たまたまエコー（超音波）検査で認められたケース

どちらも、卵巣が腫大し、その中に出血がたまっているのですが、②の黄体出血は一時的なものなので、チョコレート嚢胞ではありません。

診断

チョコレート嚢胞の診断は、エコー検査や腫瘍マーカー、ＭＲＩ検査（核磁気共鳴画像）で行います。

前にも述べましたが、排卵前後には、黄体出血のために、一時的にチョコレート嚢胞があるように見えることもあります。

黄体出血であれば、1～2週間のうちに吸収されてなくなることがほとんどです。

排卵前後のエコー検査で、「チョコレート嚢胞があるかも」「チョコレート嚢胞の疑いがある」といわれた場合は、約2週間後（生理直前）か2～3カ月後の生理直前あたりに、エコー検査を受けるといいでしょう。

このときに出血がまだ卵巣の中に残っていればチョコレート嚢胞、すっかり消えていれば黄体出血だと診断がつきます。

また腫瘍マーカーを併用すると、診断の正確性がさらに上がります。腫瘍マーカー

チョコレート嚢胞

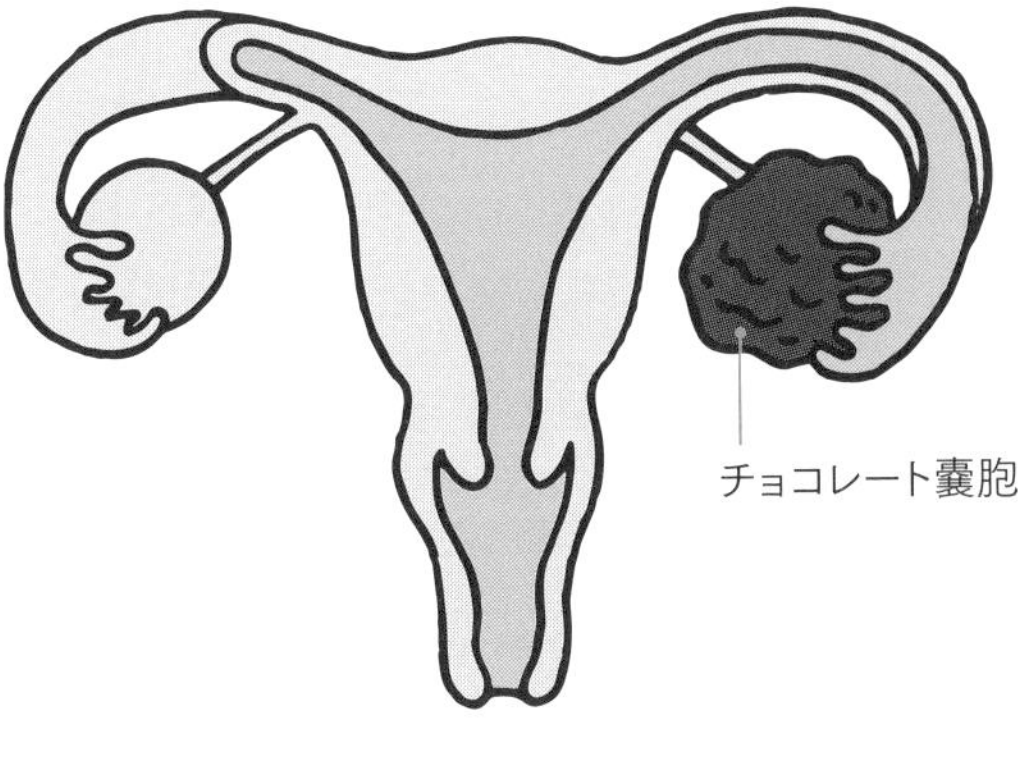

は生理直前や生理中は値が高くなりやすいため、検査を受ける場合には、生理1週間前あたりに測ってもらうように、担当医に相談するといいでしょう。

このように、受診するタイミングによって黄体出血がチョコレート嚢胞に見えることもあります。ですから、1回のみの単発受診ではなく、ちゃんと定期的にエコー検査や採血で経過を見ていきましょう。早期診断・早期治療につながります。黄体出血であれば、無駄に低用量ピルを内服しなくてもいいのです。ちゃんと検査をしながら経過を見ていくことが大事です。

また、MRI検査は、卵巣ガンや他の卵巣嚢腫《らんそうのうしゅ》と鑑別（病気を見分けること）するのに有用です。ですから、どんどん腫瘍が大きくなっているときやエコー検査での見え方が変わったとき、手術を検討するときなどに行います。

②子宮腺筋症

症状

子宮腺筋症《しきゅうせんきんしょう》とは、本来は子宮の内部にあるはずの子宮内膜組織が、子宮の筋層の中に霜降り状に紛れ込んでいる状態です。子宮全体が霜降り状になっているかたもいれば、子宮の後ろ側や前側だけが霜降り状になっているかたもいます。

毎月、生理のたびに、筋層の中にある子宮内膜組織が厚くなって出血し、炎症を起こします。その出血は子宮の筋層の外に排出できません。ですから、生理のたびに子宮が内出血していることになります。

こうして子宮筋層内に出血が蓄積すると、

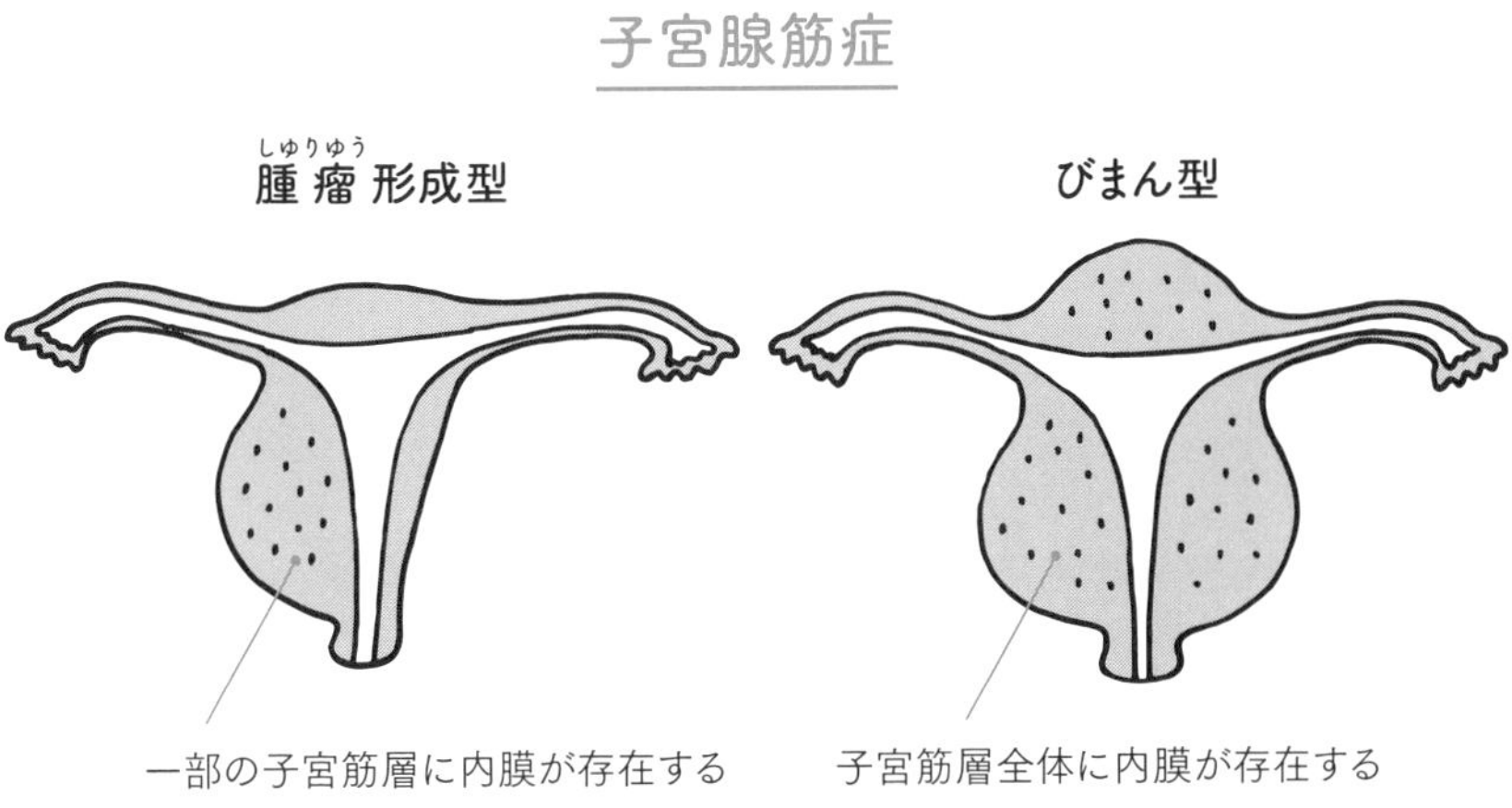

子宮はむくんで大きくなり、本来のキレイなピンク色から紫色になっていきます。

通常、脚でも腕でも、内出血をしたところは紫色のあざになり、押すと痛みが出ますよね。

同様に子宮腺筋症の場合も、子宮の筋層の中で出血をくり返すことで、毎月、内出血、つまり、あざができている状態になります。そして、内出血した筋肉が収縮することで、激痛を引き起こします。

診断

外来では基本的にエコー検査で診断します。しかし、エコー検査だけだと、子宮筋《しきゅうきん》腫《しゅ》と子宮腺筋症の区別がつかないことがあるため、確定診断にはＭＲＩ検査が有効です。

子宮筋腫とは、子宮にできたこぶのことです。

本来、子宮筋腫はスーパーボールのように硬くて、子宮との境目がはっきりしているため、子宮腺筋症と区別しやすいものです。しかし、妊娠や出産を経験すると、妊娠で子宮が大きく引き伸ばされるときに、一緒に子宮筋腫も引き伸ばされることで、牛脂のように組織が軟らかくなります。そのため、子宮との境目が曖昧《あいまい》になってしまうのです。

ですから、子宮腺筋症か子宮筋腫かの正確な診断をするには、ＭＲＩ検査が有用です。

③骨盤子宮内膜症

症状

1㎝未満の子宮内膜組織が、子宮の外側や、卵管、卵巣、腸といった骨盤内の臓器の表面に飛び散り、定着した状態です。生理のたびに、飛び散った子宮内膜組織が厚くなり、出血して、炎症を起こすことで、下腹部痛や腰痛、排便痛が起こります。

なぜ飛び散るのか、なぜ子宮内膜症になるのかは詳しくわかっていません。いろいろな説がありますが、どの説も原因に当てはまる可能性が高いと私は考えています。

◎中絶や流産などで子宮内の処置を行うときに、子宮内膜組織が子宮筋層の中やおな

かの中の組織に侵入した
◎生理中に性交渉をしたことで、子宮内膜組織が逆流し、おなかの中に飛び散って定着した
◎タンポンを長時間使用することで、膣内に長時間にわたって血液が貯留し、子宮内膜組織が外に排出されずに子宮内から卵管へ逆流し、おなかの中へ飛び散って定着した
◎受精卵だったときに子宮内膜に分裂するはずだった組織が、分裂の過程でほかの組織に紛れ込んだまま成長し、生理のたびに出血をくり返すようになった

骨盤内の炎症の程度にもよりますが、進行すると、生理以外のときでも腰痛や下腹部痛が起こったり、卵巣や卵管、腸などが癒着することで排便痛や牽引痛《けんいんつう》(便が通るときに腸が引っ張られる感じ)、性交痛の原因になったりします。

それほどひどい生理痛ではなくても、生理のたびになんとなく下腹の痛みをくり返す、また、生理前後に下腹部痛が続く場合は、骨盤子宮内膜症の可能性もあります。

診断

骨盤内に飛び散った子宮内膜組織は、ひとつひとつはどれも１㎝未満のことが多いため、エコー検査やＭＲＩ検査ではわかりません。

画像から診断できないため、生理のたびに下腹部痛や腰痛といった症状がある場合は、「骨盤子宮内膜症の疑いがある」として、低用量ピルや黄体ホルモン製剤を服用してもらいます。**それで下腹部痛や腰痛、排便痛が治まれば、多くの場合、骨盤子宮内膜症と診断します。**

低用量ピルや黄体ホルモン製剤を飲んでも治まらなければ、別の病気やひどい癒着を疑います。

骨盤子宮内膜症（体の断面）

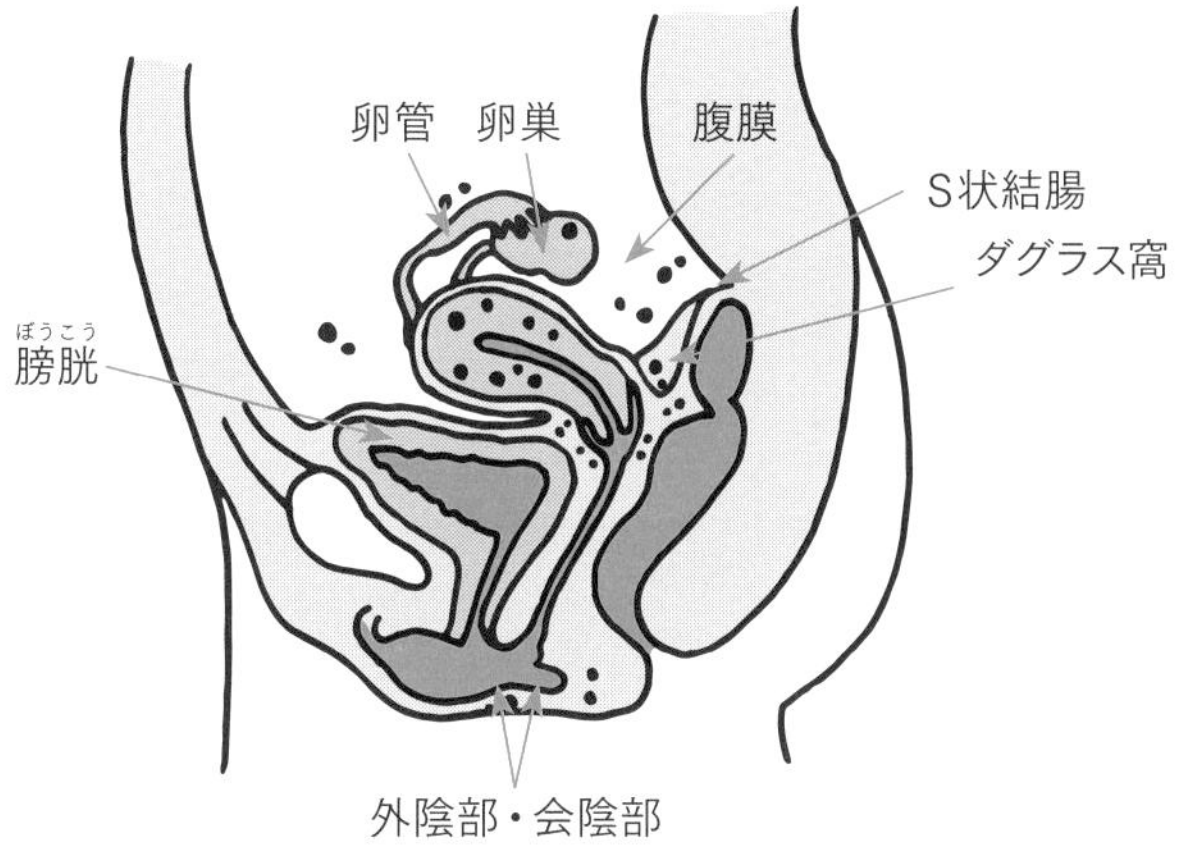

④異所性子宮内膜症

症状

子宮の中にあるはずの子宮内膜組織が、**骨盤内ではなく、肺や大腸、鼠径《そけい》リンパ節などに飛び散って、生理のたびに出血・炎症をくり返します。**

肺に子宮内膜組織があると、生理のたびに肺で出血して炎症を起こします。そのため、肺の組織が破れて気胸《ききょう》（肺から空気が漏れて、胸腔《きょうくう》にたまっている状態）を起こし、呼吸困難になる可能性があります。

大腸にある場合は、子宮内膜組織が生理のたびに厚くなって出血と炎症をくり返すため、激痛とともに下血《げけつ》することがあります。また、毎月くり返される炎症による癒着で、牽引痛がひどくなるかたもいます。

大量に下血すれば、異所性《いしょせい》子宮内膜症という診断もつきやすいのですが、わずかな下血だと、経血なのか、大腸からの下血なのかが判断できません。ですから、「ただのつらい生理痛」だと思ってしまう場合も多いかもしれません。

また、鼠径部に子宮内膜組織があると、生理のたびに、卵くらいの大きさに鼠径部が腫れて、歩けなくなるケースもあります。

そのほかにも、**肝臓や小腸、へそ、尿管**などに子宮内膜組織があって、**生理のたび**に出血、**炎症をくり返す**という症例も報告されています。

診断

大腸に子宮内膜組織がある場合は大腸カメラで、肺にある場合は気管支鏡で見つかることもあります。どちらも**生理のときに症状がひどくなるので、本来は生理中の検査が必須です。**

また、大腸から下血があるときは大腸ガンの可能性もあるため、腫瘍マーカーを併用したり、大腸カメラの際に組織を採取したりして診断します。

異所性子宮内膜症（体の内部）

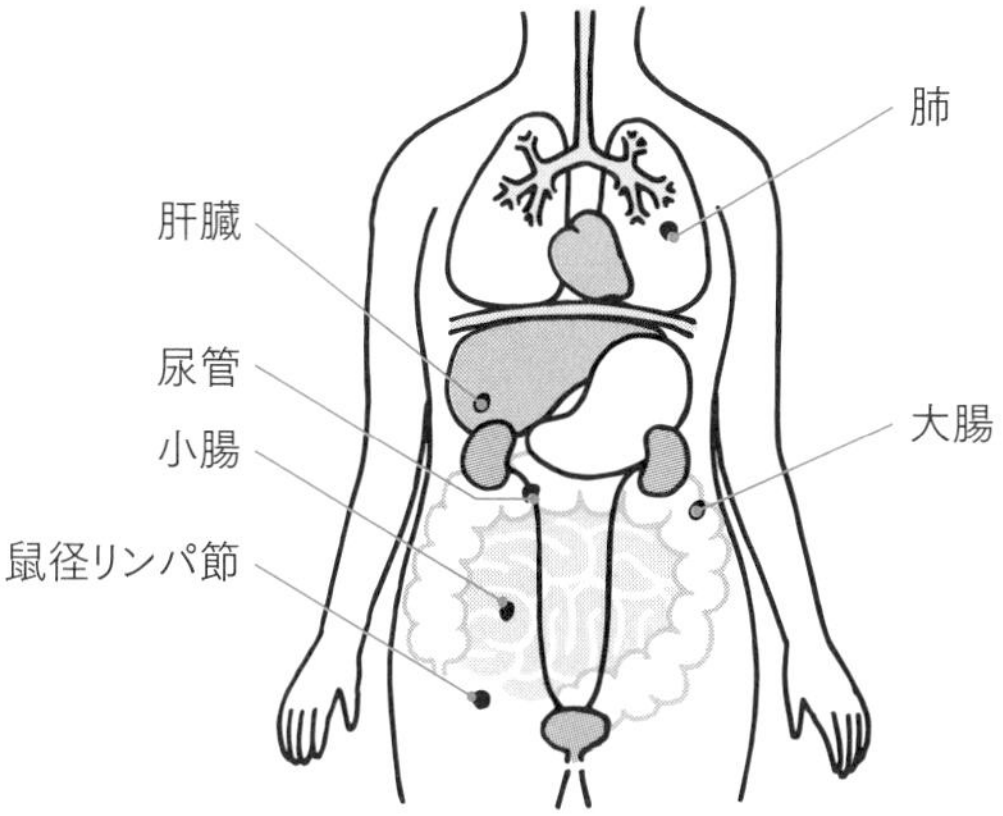

しかし、異所性子宮内膜症の場合、子宮とは関係ない場所が痛くなるので、最初から婦人科を受診するかたは多くありません。

鼠径部が痛んだ場合、たいていは整形外科を受診するでしょう。しかし、レントゲン画像で骨に異常は見られません。腹痛で内科を受診しても、明らかな下血を認めなければ、すぐに大腸カメラで検査することも少ないし、レントゲンには写りません。ましてや、呼吸困難で婦人科を受診するかたもいません。そのため、なかなか発見されづらい病気でもあります。

異所性子宮内膜症も、骨盤子宮内膜症と同様、子宮内膜組織が小さいため、エコー検査やMRI検査ではなかなか診断がつきません。

ポイントは「生理のたびに」あるいは「生理前後に」起こるということです。生理のたびに同じ部位が痛くなるという場合も、「異所性子宮内膜症の疑いがある」として低用量ピルや黄体ホルモン製剤を服用してもらい、それで症状が治まれば異所性子宮内膜症と診断します。

治療の流れは鎮痛剤→ホルモン療法→手術

子宮内膜症は、次のような順番で治療をすることが一般的です。

① 鎮痛剤
② 低用量ピル、黄体ホルモン製剤
③ GnRh《ジーエヌアールエイチ》療法（偽《ぎ》閉経《へいけい》療法《りょうほう》）
④ 手術

子宮内膜症の主な症状は強い生理痛なので、まずは鎮痛剤を処方します。鎮痛剤が効かない場合は、低用量ピルや黄体ホルモン製剤を処方します。

低用量ピルは、エストロゲンとプロゲステロンという2種類の女性ホルモンを含む薬で、黄体ホルモン製剤はプロゲステロンを主とした薬です。服用して体内のエストロゲンの分泌を抑制することで、排卵と、子宮内膜の増殖が抑制されます。こうして経血の量が少なくなり、生理痛が緩和されます。また生理のたびに引き起こされる炎症が抑えられるので、子宮内膜症や癒着の進行を食い止めることも可能です。

ただし、**妊娠を希望している場合には使えません。**

低用量ピルや黄体ホルモン製剤が効かなかったり、妊娠の希望がなかったり、手術をする前だったり、閉経が近かったりするかたには、GnRh療法を勧めることもあります。この治療法は、**卵巣に指令を出すホルモンの分泌を抑制することで、卵巣の機能を低下させます。そして、エストロゲンの分泌を抑制し、子宮内膜組織の増殖を防ぐ**のです。

注射か点鼻《てんび》かを選べ、生理そのものをストップさせて閉経状態をつくるため、低用量ピルなどよりも子宮内膜症を抑制する効果は高くなります。しかし、注射での治療の場合は骨量の低下などの副作用を来すため、半年以上の長期投与はできません。投与中は生理がストップしますが、投与終了後、生理が回復したら様子を見て、症状がよくならなければ、また投与を検討することになります。

低用量ピルや黄体ホルモン製剤、ＧｎＲｈ療法などのホルモン療法は、子宮内膜症の治療において主流ですが、女性に必要なホルモンであるエストロゲンを抑えるものです。そのため、肌がカサカサになったり、髪の毛が薄くなったり、膣の潤いが減ったり、更年期のようなのぼせなどの副作用が出たりする場合があり、続けることが難しいかたもいます。

チョコレート嚢胞、子宮腺筋症、骨盤子宮内膜症、異所性子宮内膜症については、手術になるケースもあります。

チョコレート嚢胞は、４種類の子宮内膜症の中で最も炎症が強く、ガン化しやすい腫瘍ともいわれています。そのため、５㎝を超えてきたら、手術適応となります。

子宮腺筋症については、腫れている部分だけを手術で切り取る方法もありますが、境目が曖昧なため、すべてをキレイに取り切ることは難しいといわれています。

腫れている子宮そのものを丸ごと摘出する手術もありますが、妊娠を希望しているのならば、当たり前ですが、この選択肢は勧めません。

部分的に切除する手術を受けた場合は子宮に傷ができるため、半年から1年の避妊期間が必要です。また、この手術の後に妊娠した場合は、必ず帝王切開になります。

骨盤子宮内膜症については腹腔鏡でおなかの中を観察し、病変を認めたらその場所を焼却したり、癒着を認めたらはがせる範囲ではがす手術を行ったりします。

また、鼠径部や大腸など、切除できる場所に子宮内膜組織がある異所性子宮内膜症の場合は、手術でその部分だけ切除することも可能です。

けっして妊娠できないわけではない

子宮内膜症があると妊娠しづらい傾向はあるものの、だからといって、絶対に妊娠

できないわけではありません。

子宮と卵巣、卵管が癒着していても、卵管采が卵子をキャッチし、精子と出会えれば、妊娠する可能性はあります。

また、チョコレート嚢胞になり、たとえ片方の卵巣を摘出したとしても、もう片方が残っていれば妊娠はできます。「毎月、右と左の卵巣から交互に排卵されている」といわれていますが、必ずしもそうではありません。右からしか排卵しないかたもいれば、左からしか排卵しないかたもいます。また、2カ月に1回しか排卵しないのが、そのかたのペースという場合もあります。

このように個人差はありますが、ともかく排卵があって、卵管采が卵子をキャッチできていれば、妊娠は可能です。私たちの体は、どこかの機能が低下したり、機能しなくなったりすると、ほかの組織が補うように働きます。卵巣が1つしかないのならば、1つの卵巣でやりくりをしてくれるようになるのです。

ただ、分泌されるホルモンの量が足りない、排卵するためのエネルギーが足りないとなれば、薬で補う治療が必要になることもあります。

「子宮内膜症だから妊娠できない」と嘆くことはありません。**それよりも冷えや肥満のほうが、よほど深刻な不妊を招く**と私は考えています。

まず、冷えについて検討してみましょう。

そもそも、体が温かいのは、温かい血液が流れているからです。子宮の血流がよければ子宮が冷えることもないし、子宮内の細菌（子宮内フローラ）や酵素の働きが低下することもなく、子宮内膜も抵抗なくキレイにはがれます。それが、体が冷えて子宮の血流が悪くなると、子宮内膜がはがれるときに酵素がうまく働かず、キレイにはがれないため、子宮の傷が深くなってしまいます。

子宮内膜がはがれて出血するということは、組織や血管が傷ついているということです。

その傷はどのくらいで修復されているのでしょうか？

ちゃんと修復された後に、子宮内膜はつくられているのでしょうか？

本当にほわほわの子宮内膜はできているのでしょうか？

「内膜が厚くなる↓はがれる↓出血する↓修復する↓新しい内膜がつくられる」の一連の流れがスムーズにいかなければ、せっかく受精してもなかなか着床できず、妊娠できない可能性があります。


また、肥満の場合、排卵はしているけれど、内臓脂肪などが邪魔をして、卵管采が卵子をうまくキャッチできないという排卵障害が起こっている可能性があります。

さらに、「エストロン」というエストロゲンによく似たホルモンが、肥満細胞から分泌されると、体は「エストロン」を「エストロゲンが十分に分泌されている」と〝勘違い〟することがあります。そしてエストロゲンの分泌を抑制し、そもそも卵子が育たないという排卵障害にもなりやすくなります。

「なぜ内臓脂肪がつきやすく、落としにくいのか」ということを突き詰めていけば、結局は内臓の冷えの問題につながります。

脂肪は、体にとって断熱材のような働きをします。これ以上内臓が冷えないように、組織が冷えないようにと、冷えている場所に蓄積する傾向があります。

先にも述べたように、血液が温かいから体が温かいので、脂肪がつきやすい場所というのは筋肉が少ないか、流れている血液量が少ない、もしくは血液の流れが悪いということになります。

冷えの解消方法と「本書のセルフケアで子宮内膜症がよくなる理由」については、次章以降で詳しく解説します。

第2章

子宮内膜症は自分で治せる

子宮を冷やす原因とは!?

この章では、私が考案した「こまがた式・セルフケア」で子宮内膜症《しきゅうないまくしょう》がよくなる理由を解説していきます。それを語る際、キーワードとなるのが、「冷え」と「血流」の2つです。

まず、冷えから解説しましょう。

子宮内膜症にとって冷えは大敵です。
子宮が冷えると血流が悪くなり、細胞の機能が低下します。そして、子宮の筋肉そのものが硬く、冷たくなるので、酵素の働きが低下し、生理の際に子宮内膜がスムーズにはがれず、深い傷をつくる原因になります。
組織が深く傷つけば、出血も多くなり、それが過多月経《かたげっけい》につながるのです。

子宮からの出血は、子宮が収縮することでしか止めることができません。子宮は無駄な血液が失われないようにするため、収縮する力を強くしたり、収縮の回数を増やしたりすることで、必死に出血を止めようとします。それが生理痛の原因です。
そして、子宮の収縮がうまくいかなければ、出血が止まりにくくなり、過多月経になります。

子宮が冷える原因は、腸と膣《ちつ》、足先の冷えの積み重ねです。

子宮は四方八方を腸に包まれているので、腸が冷えると子宮も冷えてしまいます。腸は人間の体の中で最も長く、面積が2番目に広い臓器です。日本人の大腸は平均で約1・5m、小腸は約6～7mといわれています。ひだになっている内壁をまっすぐに広げると、なんとテニスコート半面分くらいの面積になるほどの、大きな臓器です。
それくらい面積が広い臓器が常に冷えているとしたら、当たり前ですが、体は冷えていきます。そのため、常に腸に包まれて存在している子宮も、当たり前に冷えていきます。

ですから、子宮の冷えを改善したいのならば、まずは腸を冷やさないことが重要です。

また、心臓から排出された血液は、いったん足先を巡ってからおなかを通って戻ってきます。そのため、足首より先が常に冷えていると、血液が冷えたまま、おなか、つまり腸や子宮に戻って来てしまい、その冷えた血液で腸や子宮が冷えてしまいます。だからといって靴下をはいて寝ると、体の内側が冷えやすくなるので、注意が必要です。本来、体内にこもった熱は、睡眠時に手のひらや足の裏から発散され、体温が調整されています。それが、靴下をはくことで発散されずにこもってしまうと、体はその熱を冷まそうとして冷やす方向へ傾き、結果、体が冷えやすくなります。

そして、直接子宮の入り口に接している組織が、膣です。16ページの図のように子宮の入り口の少し奥のほうでつながっているので、子宮の入り口は膣の温度で左右されることになります。つまり、膣が冷たい場合は、子宮が下のほうから冷えやすくなっている可能性があるということです。

膣は口と同じく粘膜組織なので、本来は血流がよくて温かいはずです。それが最近は、膣に入れた坐薬が1日たっても溶けずに、そのまま出てきてしまったり、診察のときにヒヤッと冷たい感じがしたりするかたが増えているように思います。

膣の長さは約10㎝ですが、腸と同じように粘膜のひだをピンと伸ばせば、意外に大きな面積になります。膣の冷えは侮れません。

子宮が、腸や膣、足先の体温の影響を受けて、冷えたり、温まったりしていることがイメージできましたか？

膣から空気や水が出てくる人は要注意！

体が冷える原因について、考えてみましょう。

すぐに思いつくのは、食べ物です。

これは当たり前のことなので想像しやすいと思いますが、アイス、かき氷などの冷たい食べ物や飲み物を取ると、それだけで胃や腸の温度が2℃程度下がるといわれています。

また、よくかまないで食べることや過食も、体を冷やす原因になります。

胃や腸は、食べ物を消化・吸収、排泄《はいせつ》するために、たくさんのエネルギーを必要とします。そのエネルギーは、全身から腸に血液を集中させることで産出されます。

ところが、よくかまなかったり、食べすぎたりすると、消化するために大量のエネルギーが必要になるので、腸以外の場所を巡る血液が少なくなります。私たちは血液が温かいから体温が保たれているので、血液の巡る量が減ればその部分は冷えてしまうのです。

そして、足、特に足首からつま先にかけての冷えは、子宮が冷える原因となります。私たちの血液はたくさんの酸素と栄養、老廃物を運ぶため、心臓からつま先を通った後で、子宮や卵巣、腸に向かいます。つまり、つま先が冷えていると、血液が冷やされるため、子宮、卵巣《らんそう》、腸も冷えてしまうのです。

子宮を温めたいならば、足首やつま先を冷やさないことが重要です。

最近は薄着のために、体が冷えているかたは珍しくありません。

クーラーなどの冷たい空気は下のほうにたまるために、裸足《はだし》でサンダルを履いているとどんどん足が冷える。薄着でクーラーに当たり、体が冷えると、全身の筋肉は硬くなる。筋肉が硬くなれば、血液の流れが悪くなるから体も冷える。細胞が冷えたらそれぞれの機能が低下するから、排出力は低下する。排出力が低下して老廃物が蓄積されると、さらに体は冷えていく……という、冷えの悪循環を引き起こします。

意外に思われるかもしれませんが、便秘も冷えの原因になります。なかなか排出されない便が熱を持ち、体内に熱がこもることで体は腸全体を冷ます方向に傾いていくからです。体をちゃんと温めたい場合、便秘は厳禁です。

また、膣が冷える原因として挙げられるのが、膣のゆるみです。

膣は入り口から子宮まで約10㎝の、ひだ状の組織に覆われた筒状の生殖器官です。普段、膣の入り口は左右の膣括約筋《ちつかつやくきん》の働きできちんと陰圧がかかり、組織がぴったりとくっついています。ですから、基本的に、外気温にさらされたり、水が入ってきたりすることはありません。

ところが、**膣自体がゆるんでくると、脚を開いたときに膣もパカッと開いたり、入浴時に水が入ったりします。**おふろ上がりに体を拭いているときに、膣から水がジャーッと出てきた経験はありませんか？

このような状態になると膣に空気や水が入ってくるので、膣内に雑菌が増えやすく

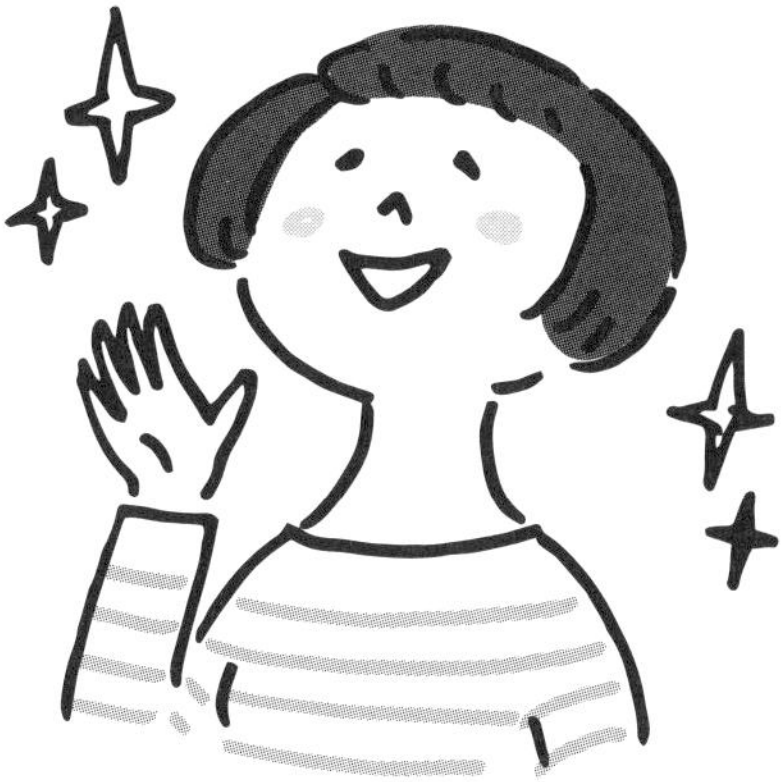

セルフケアで血流がアップ

なるだけでなく、外気温によって膣の温度が変動することになります。空気や水、お湯が体温よりも低ければ、膣は冷えます。逆におふろのお湯の温度が体温より高くても、体は急に熱くなった膣を冷まします。ですから、温度を変動させないことが一番なのです。

そこで、お勧めしたいのが「こまがた式・セルフケア」。

血流を促して冷えを解消する「膣トレ」（77ページ参照）や「おまたカイロ」（83ページ参照）です。膣トレには、膣の筋肉を鍛え、たるみやゆるみを改善する効果もあります。

また、「肩甲骨《けんこうこつ》はがし」（93ページ参照）も、血流を促し、きちんと老廃物を排泄するのに効果的です。詳しいやり方は次章で紹介します。

なお、生理痛がひどいときに鎮痛剤を飲むかたが多いのですが、鎮痛剤は解熱剤でもあるので、熱を下げる効果があります。そのため、内服すると体温も下がるので、さらに体は冷える――という悪循環に陥ります。鎮痛剤に頼りすぎず、内服する際は外から体をしっかり温めて、ゆっくりと休むようにしてください。

体温を上げて常在菌と酵素の働きをサポート

基本的に人間の体では、さまざまな酵素の働きによって、消化や吸収、分解、解毒、破壊、再生、排出など、いろいろなことが行われています。

そして、生理のたびに不要になった子宮内膜組織をはがすときも、例外なく酵素が働いています。

こうした酵素が最も働きやすい温度は、37℃前後です。脇の下で測って36・2〜36・6℃くらいが適切な体温です。このとき、体内の温度は37℃前後になります。

つまり、子宮内膜を抵抗なくスルッとはがすには、体温を上げることで、子宮の温度を上げる必要があるのです。

私たちは転んでケガをしたときや採血をしたとき、自分で圧迫して出血を止めたり、絆創膏《ばんそうこう》を貼ったりして手当ができます。しかし、子宮内膜がはがれてできた傷は、子宮が自ら収縮して圧迫することでしか、止血はできません。そして、スムーズに止血ができなければ、傷の修復のために届けられた血液もそのまま排出されてしまうため、修復に時間がかかるようになります。

酵素がうまく働けば子宮の傷は浅くて済むので、傷の修復もスムーズに行われますが、冷えによって酵素が働きづらい状態だと傷が深くなります。出血が止まりにくくなることで過多月経になり、子宮が必死で収縮をくり返すことで生理痛がひどくなるのです。

きちんと酵素に仕事をしてもらうには体温を上げる、または冷えない体をつくることが重要です。

子宮の酵素とともに、体温と関わりの深いものが、膣の常在菌《じょうざいきん》です。

膣には、多くの常在菌が存在しています。そして、それらのバランスが保たれることで、外部からの菌の侵入を防ぐなど、膣の健康が保たれているのです。

実は最近になって、**無菌といわれていた子宮の中にも常在菌が多数存在し、それが着床にも大きく関わっていることがわかってきました。**

クラミジア（クラミジア・トラコマティスという細菌により引き起こされる性感染症）になっても、子宮内で炎症が起こりにくく、自覚症状が乏しい理由は、「子宮内フローラ」といわれる常在菌が大きく関係している可能性が高いと、私は考えています。

では、その子宮内フローラは、どこから子宮に入って定着しているのでしょうか？まだ科学的に解明されていませんが、私は「膣から」と考えるのが一番しっくりくると思います。なぜなら、子宮の入り口と接しているのは膣だけだからです。さらに膣内・腸内・子宮内では、ほぼ同じバランスで細菌が構成されているため、「膣の状態が子宮の状態に反映する」と私は推測しています。

つまり、膣の常在菌のバランスが崩れれば、子宮内の常在菌のバランスも崩れるということです。

だからこそ、膣を温かくして、ちゃんと常在菌に働いてもらうことが大切です。

常在菌も、一番仕事ができる温度は37℃前後です。

膣が温かくなり、子宮も温かくなれば酵素も働きやすいので、子宮内膜がスムーズにはがれるようになります。その結果、生理痛も過多月経も改善し、子宮内膜症の症状が治まっていきます。

特に、妊娠を希望しているかたは、膣の常在菌のバランスを保つことを心がけてください。膣内で増えた雑菌を排除しようとして、常在菌のバランスが酸性に傾きすぎれば、膣内の常在菌が〝戦闘モード〟になります。精子も女性の体にとっては異物でしかないので、パートナーの精子を全力でやっつけようとする免疫システムが働いてしまいます。大切な精子を受け入れるためにも、膣内の常在菌のバランスは重要です。

体を立て直すカギは「気・血・水」のバランス

東洋医学では、「気《き》・血《けつ》・水《すい》」が体を構成する3大要素だと考えられています。

◎気…生命活動の原動力のこと（物事を行うエネルギーや〝気〟持ち、〝気〟を遣うなどの感情を表す〝気〟、空〝気〟などの酸素、二酸化炭素、ガスなど）

体を構成する3大要素の気・血・水

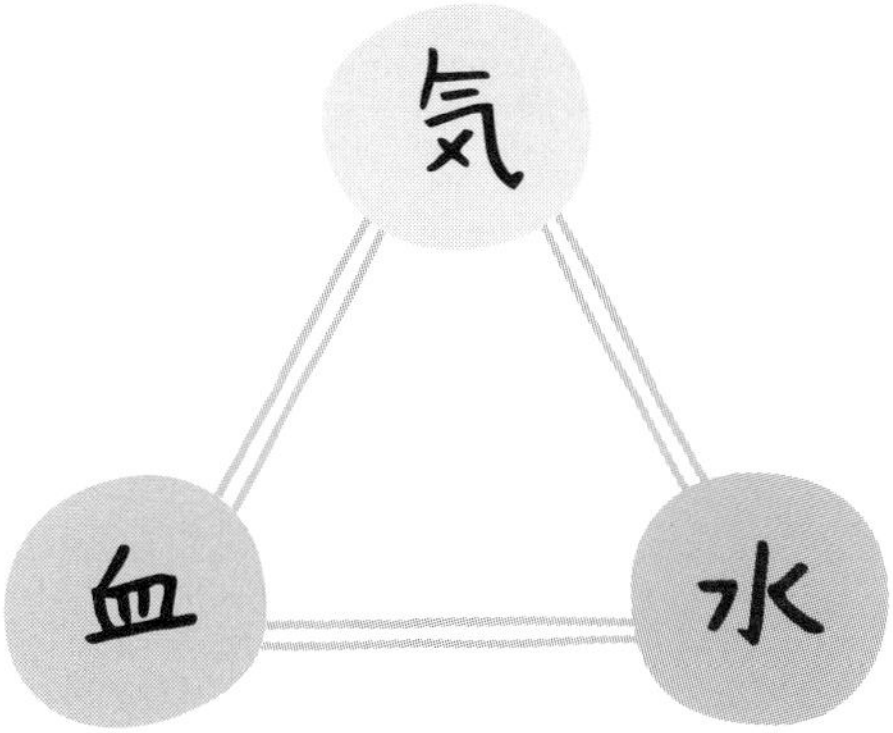

◎血…血液と、その中に含まれる栄養素や成分のこと（ヘモグロビンやホルモンなど）

◎水…リンパ液や汗、尿などの体液のこと（水分、老廃物など）

この3つのバランスは三角形で表されます。これらは三位一体《さんみいったい》となり、「どれかが極端に多く、どれかが極端に少ない」ということは、基本的にありません。

二等辺三角形になることはなく、常に正三角形のまま、大きくなったり小さくなったりします。水が少なくなれば気も血も少なくなり、水が増えれば血も気も増えるということです。

そのため、三角形が小さくて全体的にキャパ（容量）が少ない状態であれば、気か血か水のどれかを補うと、すべてが増えていきます。

この中で、最も**手っ取り早く増やせるのが水**です。電解質（イオン）が入った水分を効率的に摂取すればいいので、簡単です。

ただ、水分を一気に取ると体がむくむので、徐々に増やしていき、体が代謝できるキャパをまず増やしていく必要があります。水分の取り方については、第4章で詳しく解説します。

次に、血について説明しましょう。

東洋医学では、血の量が不足することや血の質がよくないことを「血虚《けっきょ》」、血が滞っていることを「血滞《けったい》」「瘀血《おけつ》」といいます。基本的に、子宮のある女性には生理があることで、常に血滞や瘀血があると考えられているので、瘀血が完全になくなることはありません。

特に生理前の1週間は、生理に向けて子宮に血液が集まるので、瘀血による症状が出やすくなります。例えば、肩こりや頭痛、腹痛、便秘、肌トラブルが挙げられます。

子宮内膜症がある場合は、明らかに強い「瘀血体質」といっていいでしょう。

実際、子宮内膜症のかたを手術すると、子宮腺筋症《しきゆうせんきんしよう》の子宮は紫色に腫れ上がっていたり、骨盤《こつばん》子宮内膜症の場合は紫色の血豆のようなものが散在していたり、チョコレート嚢胞《のうほう》の場合は卵巣への太い栄養血管が怒張《どちよう》（膨れ上がること）していたりして、血が滞っているのが一目瞭然《いちもくりようぜん》です。

また、子宮内膜症のかたは過多月経になりやすいので、血液という〝赤い水分〟が体外に排出されてしまい、体は脱水傾向になります。また、血液内のヘモグロビンが大量に排出されることで、採血データでも明らかな貧血になるケースも多くなります。

細胞に酸素を届けるには、ヘモグロビンと鉄が必要です。そのため、採血データで明らかな貧血のときは、ヘモグロビンと鉄が不足した状態なので、酸素もホルモンも栄養もうまく運ばれません。酸素が運ばれなければ、細胞が酸欠の状態になるため、疲れやだるさ、息切れ、めまい、頭痛などが起こりやすくなります。

さらに、採血データでヘモグロビン値が正常であっても、その値はあくまで「数」を数えたもの。それぞれのヘモグロビンがきちんと酸素や栄養を運んでくれているかどうかの「質」まではわかりません。

血液内のヘモグロビンは、出来立てのものから古いものまでいろいろ。出来立てほやほやの赤ちゃんのようなヘモグロビンでも、破壊寸前の古いヘモグロビンでも、1個は1個です。それぞれの質を見れば、すべてのヘモグロビンが〝いい仕事〟ができているわけではない可能性もあります。


そして、酸素と鉄が結合した酸化鉄の状態でなければ、ヘモグロビンは酸素を運べません。それらをきちんと結合させるためには、適度な運動が必要になります。

ただ、ジョギングやジム通いといった、そんな大変な運動は必要ありません。ストレッチ程度の運動で十分です。まずは運動の際にきちんと呼吸をしながら、しっかりと酸素を取り入れることが大事です。

この酸素と鉄の結合に有効なのが「骨盤ストレッチ（87ページ）」。太い血管や筋肉を広範囲に動かすストレッチです。かなり効果的に酸素を細胞に取り込むことが可能なので、本当にオススメです。

子宮は感情を持っている!?

ＰＭＳ（月経前症候群）といって、生理の３〜10日くらい前になると、急にイライラしたり、悲しくなったり、鬱《うつ》っぽくなったりするなどの変化が現れ、情緒不安定になるかたがいます。

生理前は、生理に向けて子宮に血液が集まります。ですから、血が滞る瘀血の状態がひどくなるだけでなく、生理前に厚くなった子宮内膜を維持するために分泌されるプロゲステロンによって、体内にいろいろなものをため込むようになるのです。

そして、生理に向けて子宮に血が集まるということは、気も水も集まるということです。そのために子宮も体もむくみやすくなり、一時的に大きくなります。

さらに、気が集まるということは、気（感情、エネルギー）も子宮に集まりやすいということになります。

1カ月の間に、日々、どのような感情をため込んできたかで、生理前に出てくる症状は変わります。毎日イライラして、そのつど解消せずに過ごしてきた場合は、イライラが一気に子宮に集まるし、凹むことが多ければそれが生理前に症状として強く現れます。

イライラなどの感情を、生理前に誰かに八つ当たりして口から発散する人もいれば、血液として子宮から排出する人もいます。要は、言葉・感情として上から出すか、血液として下から出すかの違いです。

このように、1カ月をどのように過ごしてきたか、どんな感情をため込んできたかで、PMSとして現れる症状が毎月違うため、「子宮は感情を持っている」ともいわれます。それは、生理前に子宮に血液が集まると同時に、血液にいろいろな気（感情、エネルギー）が乗っているので、子宮に感情があるように見えるのです。

そして、ため込んだ感情を、血液を排出するエネルギーの気として外に出すので、生理が来て出血すると楽になります。「血の気《け》が多い」とは、血液に乗っている感情のエネルギーが多いということです（笑）。

生理前に出てくる感情は、この1カ月間、自分が抑圧してため込んだ感情です。この感情への対処法については、第4章で詳しく解説します。

膣と骨盤の2方向からアプローチ

では、気・血・水の流れをよくするには、どうすればいいでしょうか。

まず、体にたまりにたまった老廃物を流すことが大切です。

ここでの老廃物とは、便や尿、汗、二酸化炭素、経血、感情などを表しています。体に老廃物がたまってスペースがない状態で、なにかを摂取したり、吸収させようとしたりしても負担になるだけです。まずは排出力をつけて、吸収できる体をつくることが大切です。

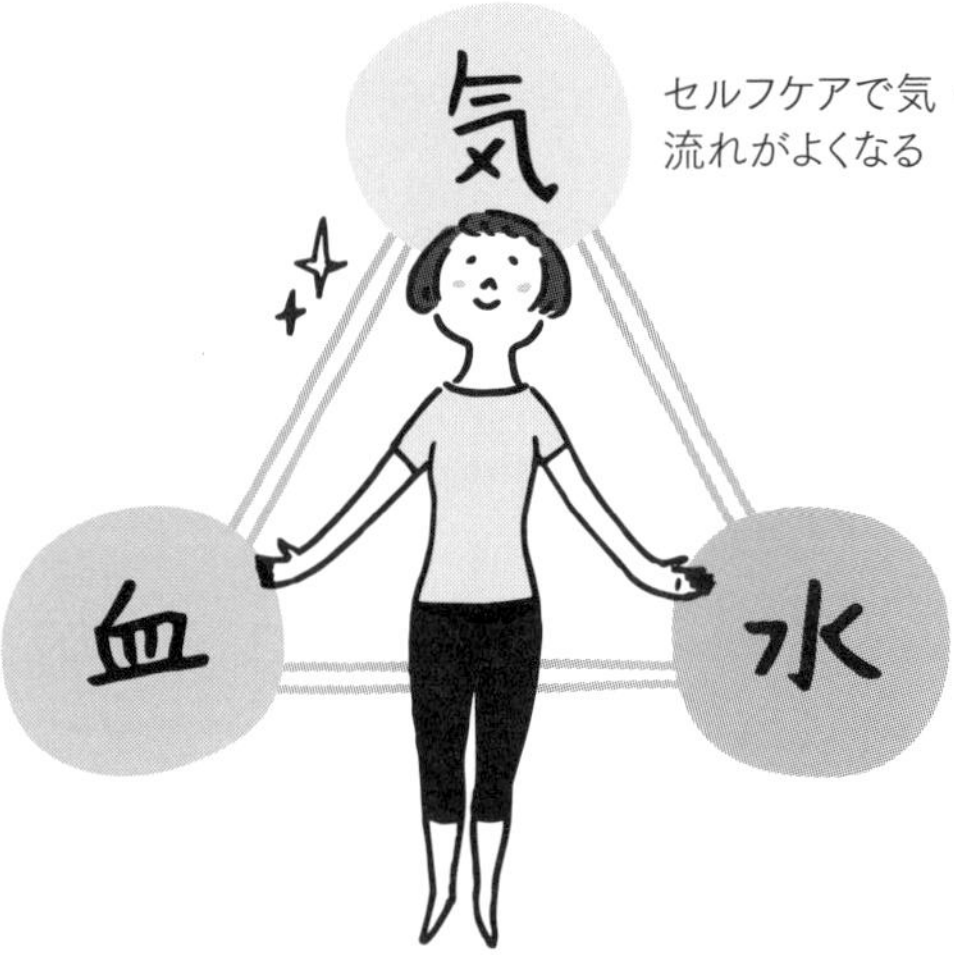

セルフケアで気・血・水の
流れがよくなる

腸に便がたまっていると、その重みと重力が子宮にかかります。体感でいったら、両肩に10kgのお米の袋を載せた状態で、腹筋運動をしているような状態なので、当たり前のこととして、生理痛はひどくなります。

便を毎日しっかり出す、それだけで必然的に生理痛も減ります。

次章で紹介する「骨盤ストレッチ」（87ページ参照）で、排便がスムーズになった患者さんも多く見られます。

便秘がよくなると、栄養をしっかり吸収できるようになるだけではなく、腸が冷えなくなる、経血が少なくなる、生理痛も改善する、肌もキレイになる、というように一石二鳥、いや一石四鳥ぐらいの効果があります。

「膣トレ」（77ページ参照）をしながら骨盤ストレッチをすると、骨盤内の血液の流れがさらによくなるので、当たり前のように気・血・水の動きもよくなります。

このように子宮内膜症のかたが気・血・水のキャパを増やすのに効果的なのが、**膣、骨盤の2点からのアプローチ**なのです。

妊娠しやすい体質になる秘訣とは？

本書でお勧めするセルフケアが、

◎血流をアップして冷えを解消する
◎排出力をアップして気・血・水のキャパを増やす

といったアプローチで、子宮内膜症による生理痛や過多月経を治していくことをわかっていただけたと思います。

セルフケアは子宮内膜症だけでなく、さまざまな症状への効能が期待できます。

1つ目が、妊娠に向けた体づくりです。

子宮を温めることで、体内を流れる血液量やエネルギーが増えると、それまで小さくなっていた気・血・水の正三角形が、大きくなり、キャパが増えます。そして、細胞そのものの質が上がるので、妊娠しやすくなる、いい換えれば、やっと妊娠に向けての準備ができるようになります。

妊娠は奇跡です。卵子と精子が出会って受精するということ自体が、何億分の1の奇跡。さらに2つの遺伝子が1つになり、半分は異物である受精卵を受け入れ、体の一部として育てるという奇跡。

以前、私のブログに写真をアップしましたが、受精した瞬間、受精卵は黄金の光を放つのです。まるでビッグバンのように、ものすごい衝撃とエネルギーを発生させています！

受精するためのエネルギーは、どこから来ているのでしょうか？

それは外から供給されるものではなく、あくまで自分の体でつくり出すものです。

受精をするにも、着床するにも、エネルギーが必要です。だからこそ、母体となる女性の体は、余力がなければいけません。他人の遺伝子という異物のエネルギーを受け入れるなんて、体にとっては本来は負担でしかないのです。

妊娠初期に見られる「つわり」は、東洋医学では「気逆《きぎゃく》」という所見としてとらえます。これは2つの遺伝子が合体した受精卵の気（エネルギー）が、体に受け入れられるのに時間がかかり、体からあふれて、逆流しているという状態です。自分のエネルギーではないものを、体から出そうとしている反応ともいえます。

それほど、人は自分以外のエネルギーを受け入れることが難しいのです。ですから、妊娠期間中、他人のエネルギーをずっと体内で育てるということは、信じられないほどの奇跡であり、負担でもあります。

子宮内膜症のかたは特にキャパが少ないので、妊娠を希望する場合は、まずきちんと休むこと。自分のエネルギーを増やし、エネルギーの余力、つまりキャパをつくりましょう。

一番重要なのは、生理のときにゆっくり、しっかり休むことです。ただでさえひどい生理痛と過多月経で、目に見える血液を失い、目に見えないエネルギーを消耗している状態です。鎮痛剤を内服しながら仕事をするなんて、本来なら言語道断です。痛みがなくても、生理中は出血しているというだけで休むのは、当たり前のことではないでしょうか？

生理とは、内臓から出血している状態です。これは立派な内臓損傷です。ですから、生理中は生理に集中して、ゆっくり休んでください。

それだけで、必要な血液とエネルギーが分散せずに子宮に行き、子宮が温まります。
それだけで、内膜がはがれて傷ついた子宮の修復が早まります。
それだけで、ふかふかの内膜をつくる準備ができます。

まずは、きちんと休んでください。

あと、嫌なことに使っているエネルギーがあるのなら、今すぐにやめましょう。そのエネルギーを、自分の体を立て直すために、受精卵を受け入れるために、そして着床させるために使ってください。

あなたの願いはなんですか？

あなたの優先順位はなんですか？

願いをかなえるためにひたすら祈っても、瞑想《めいそう》しても、開運グッズを買っても、女子力を磨いても、体が動かなければなんの意味もありません。どれだけ〝意識高い系女子〟になったとしても、病院で寝たきりになったら、叶《かな》えたくても叶わない。

自分の優先順位を見極め、自分の心と体にちゃんと向き合って、自分を大事に生きることが先決です。

感情もしかり。散々見て見ぬふりをしてため込んできたいらないものを排出して、ちゃんと必要なものを吸収する。そのための体づくりをすることが大事です。

薬を飲む、サプリを取る、温かいお茶を飲む、厚着をする……ことも大事かもしれませんが、まずは手っ取り早く筋肉を動かして、体を温めましょう。

必要な筋肉を動かして体を温めることで、余分なものを排出しやすくし、必要なも

のをしっかり吸収してエネルギー量を増やす。この循環がうまくいくようになると体のキャパが増え、妊娠しやすい体質になります。目指すは、最小限の努力で、最大限の効果です。

それから、出産に備えるために、膣トレで膣の筋肉の場所を知り、筋肉量を増やし、血流を増やすことも大切です。

経膣分娩《けいちつぶんべん》で一度断裂した筋肉は、何をしても出産前の状態には戻りません。また、膣の筋肉の場所がわからないと、お産のときのいきむ方向がわからず、膣がむくんで変な方向に裂けてしまうことがあります。それを防ぐために、早めに会《え》陰《いん》切《せつ》開《かい》をする医師も多くいます。

会陰切開したところの組織は、血管も神経も切断されます。血管は再生されますが、一度切断された神経は再生されません。

ですから、断裂したり切断されたりした部分は、周りの血流を増やして血管の再生を促し、残された神経細胞の活性化を図らないと、感度が下がってしまいます。その範囲が広ければ広いほど、血液が滞り、膣が固くなるため、ゆるみやたるみ、性交痛の原因になってしまいます。

ちなみに会陰切開をした後は、吸収糸という溶ける糸で組織を縫い合わせます。吸収糸は、約3週間から1カ月くらいで普通は組織に吸収され、血液に乗って排出されます。ところが、ときどき次のお産のときに、前回のお産で使用した吸収糸が残っているかたがいます。

膣の血流が悪くて、ずっと吸収されずにいたのです。そのため、膣にひきつれる感覚が残っていたり、炎症を起こしたりしているケースがあります。また、血流が悪いということは膣が冷えているので、子宮や膣のトラブルも起こしやすくなります。

それらを防ぐためにも、妊娠・出産は関係なくずっと、できれば初潮が始まる前から膣トレを始めてほしいと思っています。

それでは、次章でいよいよ、「子宮内膜症を治すセルフケアのやり方」を紹介しましょう。

第3章

子宮内膜症を治す
セルフケアのやり方

子宮内膜症を自分で治す5つのメソッド

子宮内膜症《しきゅうないまくしょう》を自分で「治す」というと、紫色にむくんでしまった子宮をピンク色に戻すこと、あるいは、検査を受けたときには明らかに腫れていた部分がすっかり消え去ることをイメージするかたもいるかもしれません。

もちろん、そうした患者さんの例もありますが、このメソッドをやれば、すべてのかたがそうなるというわけではありません。また、改善するまでの期間は、自分がどれだけの期間、自分自身や原因と向き合わずに放置していたのかに関係します。

まずは、**つらい症状を「減らす」「なくす」**ことを目指していきましょう。

症状が軽快するまでの期間には、もちろん個人差があります。1カ月かからずによくなるかたもいれば、半年、1年、それ以上かかるかたもいます。

でも、なにかしらの症状は必ずよくなると思ってください。

セルフケア① 膣トレ

「膣《ちつ》トレ」とは、膣の筋肉を鍛えるトレーニングです。
第2章でも触れましたが、膣トレの主な効果を挙げると、

- 膣の締まりがよくなる
- 冷え症が改善する
- 経血の量が減る
- 生理痛がなくなる
- 腰痛がなくなる
- セックスで濡れるようになり、性交痛がなくなる
- 便秘や下痢をしにくくなる
- 尿漏れが改善する

・お尻のたるみがなくなる
・ウエストが細くなる
・体幹がしっかりする
・カンジダ症（真菌《しんきん》が性器に増殖して起こる炎症など）になりにくくなる

など、とにかくいいことづくしです。

実際に、当院の患者さんだけでなく、私が開催している「膣トレ講座」の受講者からも、こうしたうれしい報告をたくさんいただいています。

子宮内膜症のつらい症状が和らぐどころか、完全に消えるかたもいます。また、子宮頸《けい》ガン検診でひっかかり、婦人科でフォローしていたかたからは、「膣トレを行うようになってから、その後に受けたガン検診で、3回とも異常なしだった」という報告もいただきました。

実際に、膣トレを実践しているかたの膣は、見た目もふっくらして、たるみが明らかになくなり、若々しくなっていきます。

膣トレのやり方を紹介する前に、筋肉の構造について説明します。

まず、会陰《えいん》についてです。尿道の周りを囲んでいるのが尿道括約筋《にょうどうかつやくきん》、膣の周りを囲んでいるのが膣括約筋《ちつかつやくきん》、肛門の周りを囲んでいるのが肛門括約筋《こうもんかつやくきん》です。

尿道括約筋は排尿をコントロールするときに使う筋肉、そして肛門括約筋は排便をコントロールするときに使う筋肉で、本来、膣括約筋は経血を排出するときに使う筋肉です。

これらは8の字の筋肉でつながっているので、どれか一つを動かせば一緒に動きます。ただ、一般的に膣トレと呼ばれているような、肛門を締めるだけ、尿道を締めるだけのやり方では、十分な膣トレにはなりません。

私たちは、鍛えたい筋肉があったとしても、その筋肉がどこにあるかを自分で認識

会陰にある筋肉

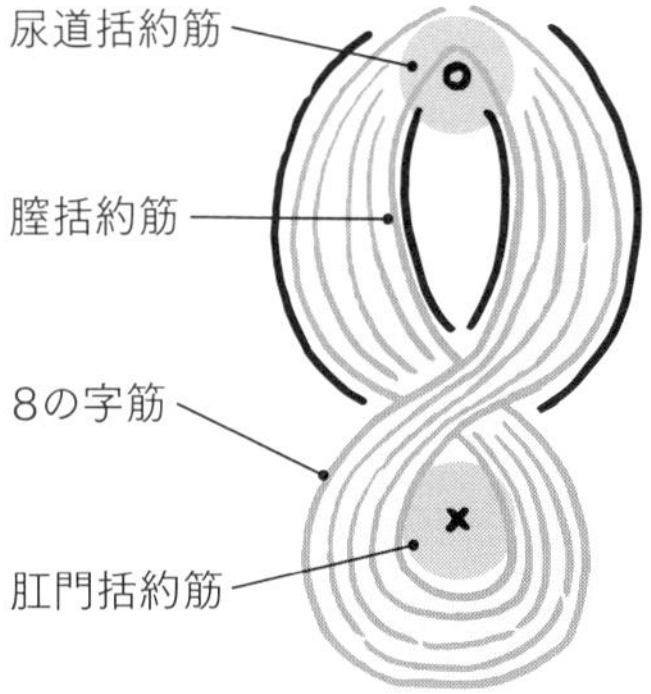

しない限り、きちんと鍛えることができないのです。

ですから、膣括約筋をしっかりと鍛えるためにはまず、**膣括約筋がどこにあるのかを自分自身で知ることが大事です。**

82ページで紹介している膣トレは、最初は思い出したときに、負担がない程度に行う感じでかまいません。電車の中や、テレビを見ている最中、つまらない話を聞いているとき（笑）など、膣トレをしているかどうかなんて誰にもわからないので、毎日、こっそりと行ってください。慣れてきたら徐々に回数を増やし、負担なく続けられる回数を探しましょう。

だいたい**1カ月くらいで、会陰の半分あたりまで意識して動かせるようになり、だいたい3カ月くらいで、肛門から尿道あたりまでの全範囲を意識して動かせるようになります。**ただし、個人差はあります。基本的には、自分のペースで毎日ちょっとずつでも続けていけば、いずれ必ず膣括約筋を意識できるようになります。

膣括約筋が鍛えられてくると、まず、おりものの出る感じがはっきりとわかるようになります。かなり少量のおりものでも、ものすごくたくさん出たような感覚になり、びっくりすることがあります（笑）。これは感覚が鋭くなったといういい徴候なので、その調子で続けてください。

また、膣トレや骨盤ストレッチ（87ページ）を続けることで、子宮・卵巣《らんそう》の感覚が鋭くなってくるので、いずれ子宮から内膜がはがれる感じや排卵する感覚までがわかるようになります。

やればやっただけ、膣の筋肉は必ず鍛えられので、毎日続けることが大切です。ただし、やらなければすぐに衰えるので、少しずつでも膣トレを毎日続けるようにしてください。

また、急にやりすぎると、重だるい感じの筋肉痛になるおそれもあります。ですから、**少しずつ回数を増やしていきましょう**。

膣トレをして会陰に重だるさを感じたときには、人さし指から小指までの4本の指で、円を描くように優しくマッサージするのがオススメです（会陰マッサージ）。服の上からや、入浴時に直接行いましょう。

膣トレ

❶肛門に力を入れてグッと締め、肛門と会陰の間のIラインもしくはYラインのあたりがクッと動く感覚を探す

❷①のIラインがクッと動くということを感じながら、肛門に力を入れる動作を何回かくり返し、クッと動くIラインの範囲が、Yライン、Oラインと、膣括約筋が意識できる範囲を肛門から尿道のほうへ徐々に広げていく

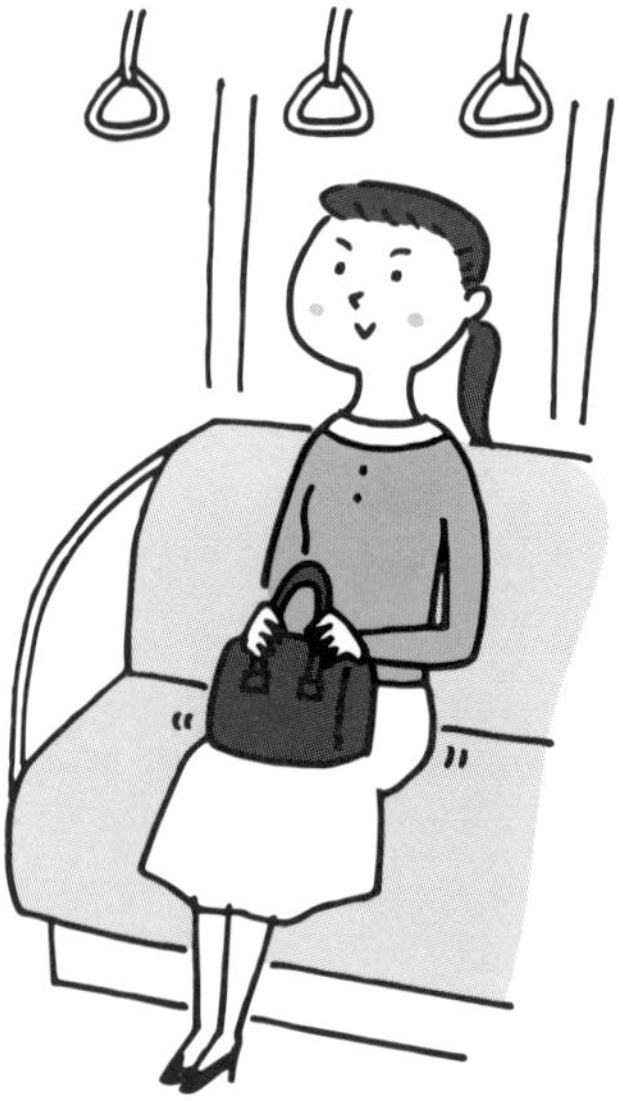

電車の中や、テレビを見ている最中などに、こっそりと膣トレを行うとよい

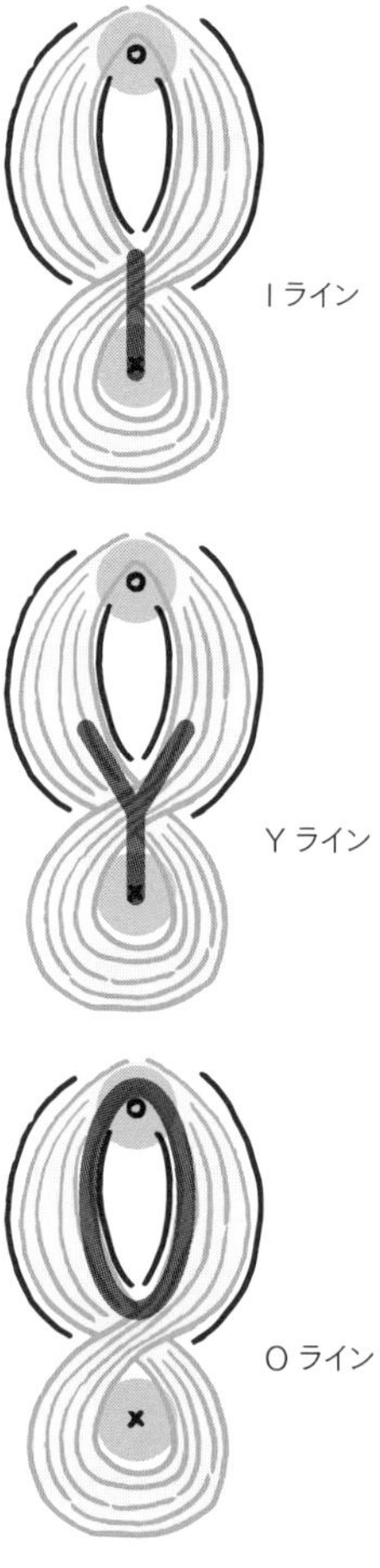

セルフケア②　おまたカイロ

「おまたカイロ」とは、名前のとおり、おまた（会陰あたり）をカイロで温める方法です。

おまたカイロの最大の効果は、膣を直接温めることで、子宮や卵巣、腸などに向かう血液が温められること。

温かい血液を体内に巡らせると、寒い場所にいても体を温かく保つことができます。また、1日中クーラーガンガンの職場で仕事をしなければならない場合や、どうしても脚を露出するファッションをしたい場合なども、おまたカイロを使うことで冷えの蓄積を解消できます。

おまたカイロのすごい点は、自分の膣の状態を把握できること。膣が冷えているときは、おまたカイロが温かくて気持ちよく感じるのですが、膣が十分に温かければおまたカイロがとても熱く感じられて、つけてはいられなくなります。

膣トレによって、ある程度、膣の筋力がアップすると、もれなく血流もアップするので、膣が常に温かい状態を保てるようになるのです。すると、おまたカイロを長時間行うことができなくなります。おまたカイロが熱いと思ったら、やけどの原因にもなるので、迷わず、すぐに外してくださいね。

膣トレで筋肉が増えれば、膣は必然的に温まり、温かさを維持できるようになります。おまたカイロは、膣が自力で温かくなるまでのサポートアイテムとして使っていただければと思います。

生理中のおまたカイロの扱い方にも、触れておきましょう。

吸収性ポリマーが使用されている生理用の紙ナプキンは、膣や子宮を冷やすおそれがあります。なぜなら、血液をゼリー状に固める役割をする吸収性ポリマーは、保冷剤にも使われている成分だからです。

経血を吸収していない状態の紙ナプキンを使用しても、冷えにつながることはありません。しかし、吸収性ポリマーが経血という液体を吸収し、経血を固めたことで〝保冷剤〟が完成した状態になります。

そのような〝保冷剤〟を、長時間取り替えずに、外陰部につけたままにしていることが、冷えにつながります。

こうした冷えを防ぐために、**生理中には、紙ナプキンとパンツの上から、おまたカイロで温める**のです。こうすると、〝保冷剤〟から〝保温剤〟に変わるので、冷えなくなります。

なお、生理中に陰部を温めることで、蒸れやにおいが心配ならば、外出時に無理をしておまたカイロを行う必要はありません。家でくつろいでいるときに行いましょう。

なかには、紙ナプキンによる経皮毒《けいひどく》（皮膚から有害性のある化学物質が吸収されること）が心配なかたもいると思います。その場合は、いらない綿のタオルや綿のTシャツなどを小さく切った布を、紙ナプキンの上に1枚敷いておくと、皮膚に触れる部分は綿になるので、安心です。

経血の量によって布の厚みを変えたり、紙ナプキンではなく布をこまめに取り換えたりすれば、紙ナプキンを何回も交換せずに済みます。また、布ナプキンだと漏れることが心配なかたも、この方法であれば大丈夫でしょう。

おまたカイロ

❶使い古したハンカチタオルを広げて、イラストの位置に、貼るタイプの使い捨てカイロ（ミニサイズ）を貼る

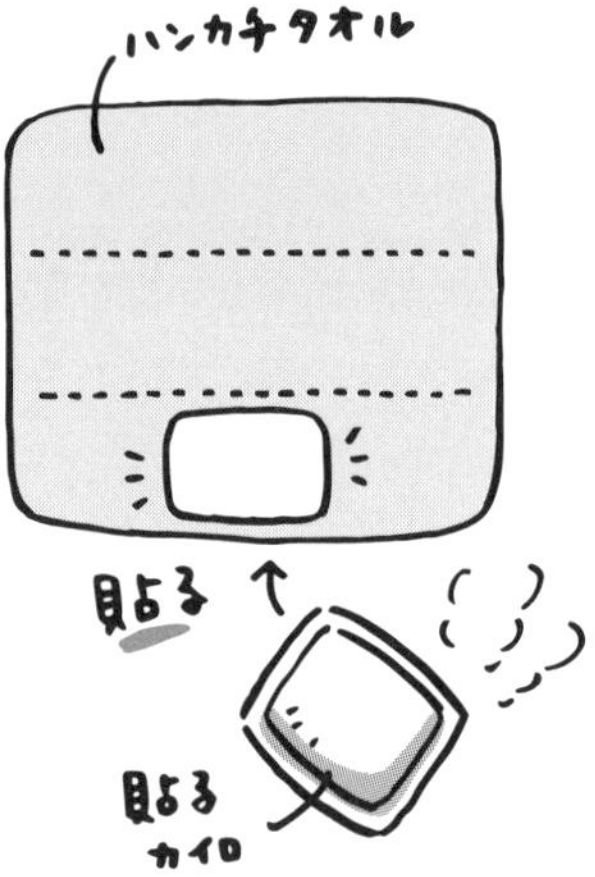

❷使い捨てカイロを包むようにハンカチタオルを3つに折る

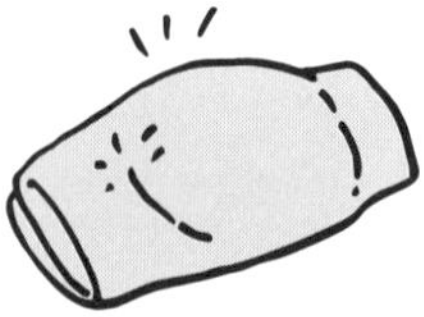

❸②を下着とズボンの間に挟む

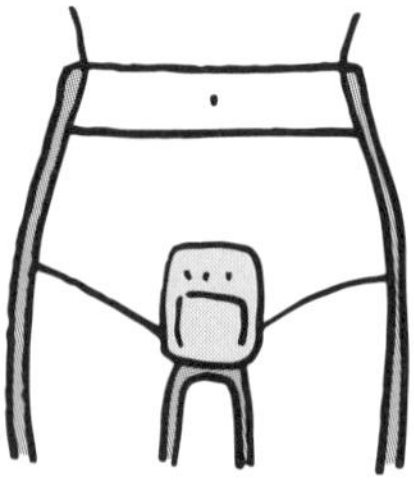

※熱いと感じてきたら、ハンカチタオルを後ろに引っ張ってお尻に当てる（「仙骨カイロ」）。それでも熱く感じるのであれば、ハンカチタオルからはがして腰に貼り直すか、あきらめてカイロを捨てる
※低温やけどのおそれがあるので、おまたカイロをしたままで就寝しない

最大の注意点は、トイレの際に、カイロを便器の中に落とさないことです。おまたカイロをやっていることを忘れないようにしましょう。

セルフケア③　骨盤ストレッチ

「骨盤ストレッチ」とは、骨盤を動かして血流をよくする運動のことです。

骨盤ストレッチの効果を挙げると、

・骨盤周辺の筋肉がほぐれて血流がよくなる
・骨盤内を流れる血液量が増えるため、腸や子宮が温かくなる
・広範囲の筋肉を一気に動かすことで体が温かくなる
・血流がよくなるので、酸素やホルモンがちゃんと運ばれるようになる
・胃腸が温まることで機能が高まる
・便秘や下痢をしなくなる
・骨盤内の老廃物を排出しやすくなる
・骨盤のゆがみが改善する
・身長が伸びる
・生理痛が軽くなる

・経血の量が少なくなる
・妊娠しやすくなる
などです。

全身の筋肉がほぐれることで、骨盤の開閉がスムーズになります。そして、生理前後の腰痛がよくなったり、骨盤の骨があるべき位置に戻ることで血流がよくなったりするので、**患者さんには必ず膣トレと並行して、実践してもらっています。**


女性の場合、排卵から生理に向けて約2週間かけて骨盤が開いていき、生理から排卵に向けて約2週間かけて骨盤が閉じていきます。

ところが、いつも同じ側にばかりカバンをかけている、左右どちらかに重心がかかる歩き方をしている、いつも同じほうの脚を組む——といった日々の何気ない生活習慣によって骨盤がゆがむと、**骨盤の開閉がスムーズにできなくなってしまいます。**

例えば、生理前に開いた骨盤が生理後にきちんと閉じず、1㎜開いた状態を、毎月の生理でくり返したら、1年間で1・2㎝骨盤が開くことになります。これを初潮からくり返した場合を考えると、ゾッとしませんか？

それから、便秘や内臓脂肪に圧迫されて、子宮は前後左右に傾きやすいものです。そんな子宮をなるべく真ん中に保つために、いくつかの靭帯《じんたい》が支えています。これらの靭帯は、子宮と骨盤壁を結ぶことで子宮の位置を保っていますが、子宮がいろいろな方向へ傾いても対応できるように、ある程度の〝たゆみ〟が必要です。

しかし、骨盤がゆがむと、〝たゆみ〟がなくなります。そして靭帯が引き伸ばされる状態になるので、靭帯の中を通る血管も細くなります。輪ゴムを引っ張ると細くなりますよね。同じように、血管も引き伸ばされると、ピンと細くなるのです。

こうして、骨盤内の臓器である子宮や卵巣、腸の血流が悪くなります。

骨盤ストレッチで骨盤のゆがみをなくすと、子宮、卵巣、腸の血流が回復して、温まります。こうして子宮内の酵素や細菌の働きがよくなり、**子宮の収縮もスムーズになることで、過多月経《かたげっけい》や生理痛がよくなるのです。**

また、生理前後に腰痛を訴えるかたがいますが、そのほとんどが、骨盤が開くときの筋肉の痛みです。**骨盤がゆがんでいたり、骨盤の周りの筋肉が硬かったりすると、**

スムーズに骨盤を開くことができず、筋肉を傷めてしまうため、腰痛となって現れるのです。

骨盤ストレッチでは、骨盤の周りの筋肉を効果的に動かして、筋肉の緊張を取ります。ですから、筋肉がゆるんで骨盤の位置が元に戻りやすくなるため、ゆがみが取れ、腰痛を軽減することができます。

ただし、ゆがみがひどかったり、筋肉が硬くなりすぎたりしている場合は、骨盤ストレッチで腰痛が誘発されることがあります。腰痛が出た場合は、ちょっとずつちょっとずつやるようにするか、一度治療院などでゆがみを緩和してから始めるようにしてください。

骨盤ストレッチ

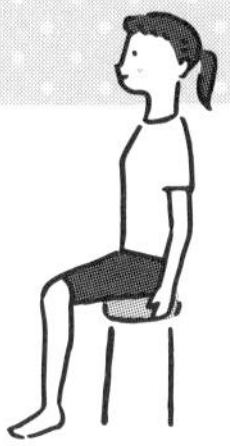

足の裏をしっかりと床につける

座って行う骨盤ストレッチ①

❶背すじをまっすぐにして、ひざが90度に曲がるくらいにイスに腰かける。足の裏全体をしっかりと床につける。両足をそろえ、両足の内くるぶしと、両足のひざの内側をくっつける

❷しっかりかかとを床につけたまま、肩を動かさないように注意して、ひざを前後にすり合わせるように動かす

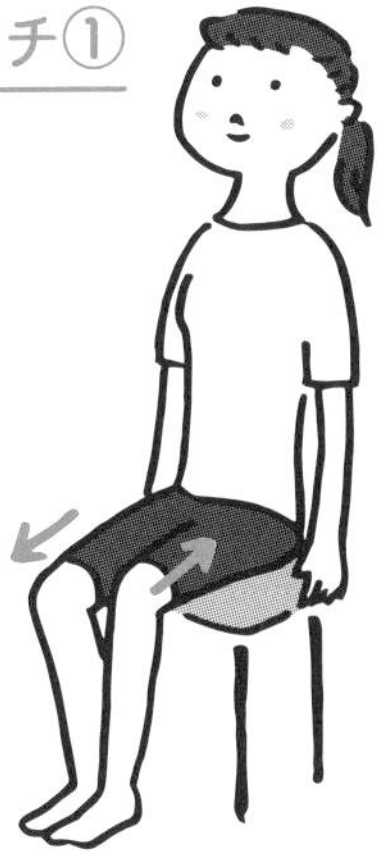

ひざを前後にすり合わせるように動かす

座って行う骨盤ストレッチ②

❶背すじをまっすぐにして、ひざが90度に曲がるくらいにイスに腰かける。かかとと足の裏をしっかりと床につける。両足をそろえ、両足の内くるぶしと、両足のひざの内側をくっつける

❷しっかりかかとを床につけたまま、骨盤の左側と右側を交互に上に持ち上げるよう動かす。このとき、骨盤だけを動かし、背中が左右に揺れないように注意する

❸慣れてきたら「右肩を下げながら、右側の骨盤を上げる」「左肩を下げながら、左側の骨盤を上げる」という動作を交互にくり返す

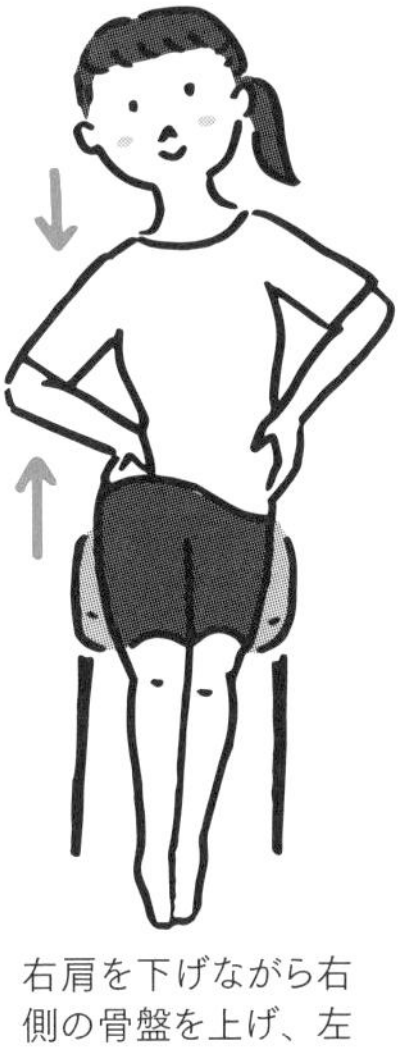

右肩を下げながら右側の骨盤を上げ、左肩を下げながら左側の骨盤を上げる

寝て行う骨盤ストレッチ

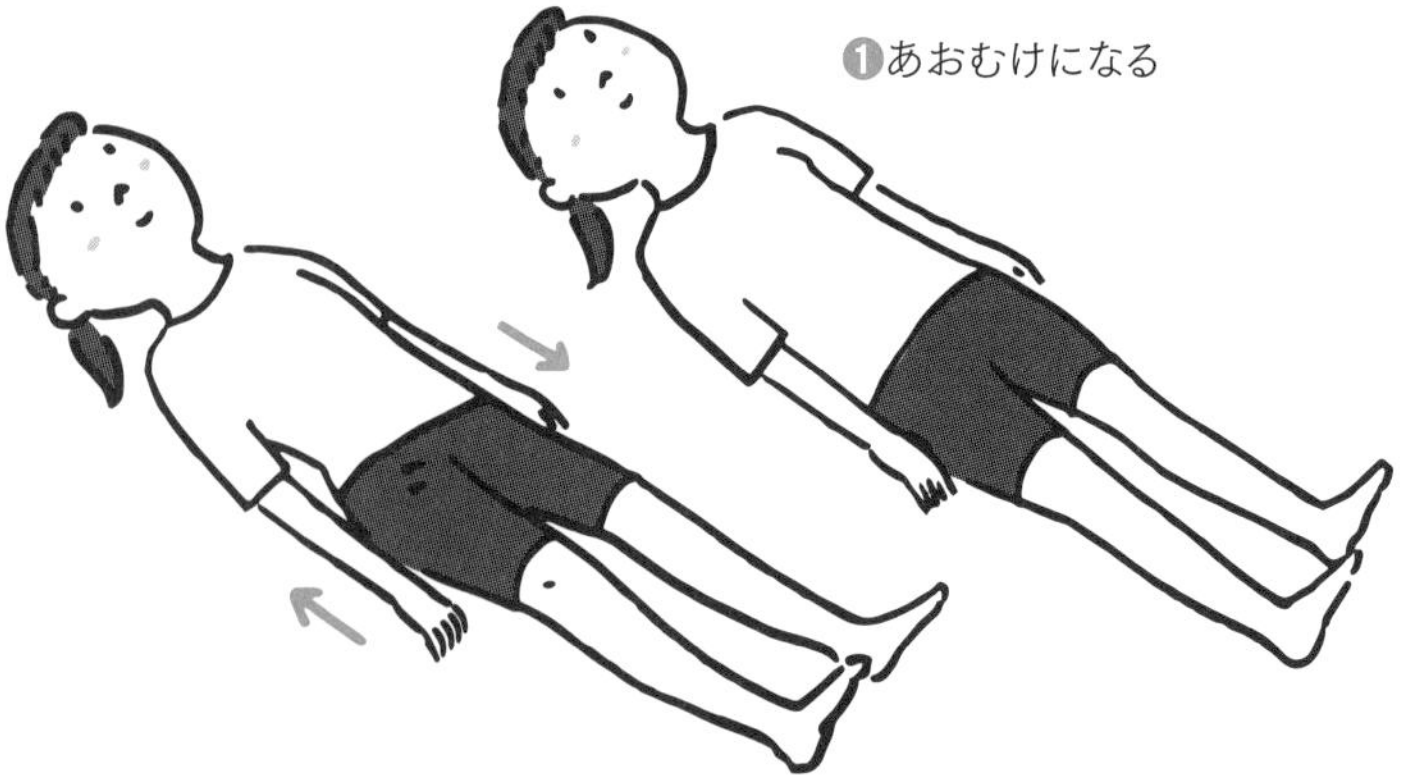

❷肩を動かさないように注意しながら、足を交互に長くするような感じで「右側の骨盤を上げる（頭のほうへ動かす）」「左側の骨盤を上げる」という動作をくり返す

座って行う骨盤ストレッチで、足の裏が床から離れたり、両足がそろっていなかったり、骨盤だけを持ち上げるのではなく体で骨盤を持ち上げようとしたりすると、効果が半減するので注意してください。左右でやりにくいほうがあるかたは、やりにくいほうの骨盤のゆがみがひどい可能性があります。腰痛に注意しながら、やりにくいほうの回数を増やしましょう。

寝て行う骨盤ストレッチは、朝起きたときや夜寝る前、布団に入ったときに行うといいでしょう。

特に、寝る前に行うのがオススメです。

人間は、寝返りをしながら疲れを取ったり、骨盤のゆがみを直したりしています。そこで、就寝前に骨盤ストレッチをすることで骨盤周りの筋肉をゆるめておくと、寝ている間に骨盤矯正がスムーズに行われます。

セルフケア④　肩甲骨はがし

肩甲骨《けんこうこつ》には、外側にある大きな僧帽筋《そうぼうきん》や三角筋《さんかくきん》、そして、深い部分にある菱形筋《りょうけいきん》、肩甲挙筋《けんこうきょきん》など、いろいろな筋肉が付着しています。

これらの筋肉を動かす頻度が少ないと、それぞれの筋肉がくっついたりして硬くなります。そのため、リンパ液や血液の流れも悪くなり、体が冷えたり、老廃物を排出したりする力が低下する原因になります。

血液が流れるときには心臓がポンプの役割を果たしますが、リンパ液にはそのような大きなポンプがありません。そのため、**筋肉を動かして鍛えることで、リンパ管を刺激し、しっかりと老廃物を排泄する流れをつくっておくことが必要**です。

「肩甲骨はがし」で筋肉をゆるめ、筋肉や肩甲骨、肋骨《ろっこつ》の位置を元に戻すことで、まず筋肉がふっくらとします。

そして、肩甲骨の周辺にある筋肉が動きやすくなって、リンパ液や血液の流れがよくなれば、しっかりと老廃物は排出され、酸素や栄養も運ばれます。こうして全身が温まり、すぐに肩こりがよくなったり、顔のたるみが消えたりします。デスクワークが多いかたは、休憩時間に肩甲骨はがしを行うだけで、体が楽になります。また、冬に暖房の弱い部屋でちょっと行っただけでも、汗をかくほど体が温かくなります。

次に紹介する「**おっぱいはがし**」もプラスして行うことで、上半身のリンパ液の流れがよくなるので、**子宮内膜症の改善に必要な排出力が高まります。**

まず、**肩甲骨はがしを行う前の準備運動**です。

両腕を上げて首の後ろで手を組み、両腕を左右にゆっくり傾けながら、脇をしっかり伸ばす動作を3〜5回ほど行います。

次に、上げた腕をできるだけ後ろに伸ばす動作を3〜5回ほど行いましょう。腕が上がらないかたは、無理のない範囲で行ってください。

準備運動の後で、左ページの肩甲骨はがしを行いましょう。

肩甲骨はがし

❶ひじを曲げて、左右の肩をそれぞれ痛みが出ない程度に後ろへ回す。左右差がある場合は、回しにくいほうを多めに回してみる

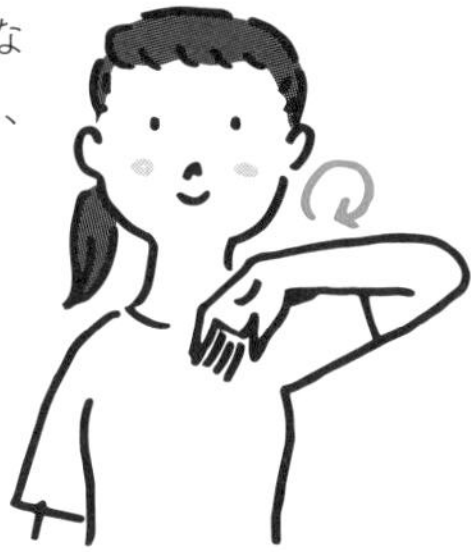

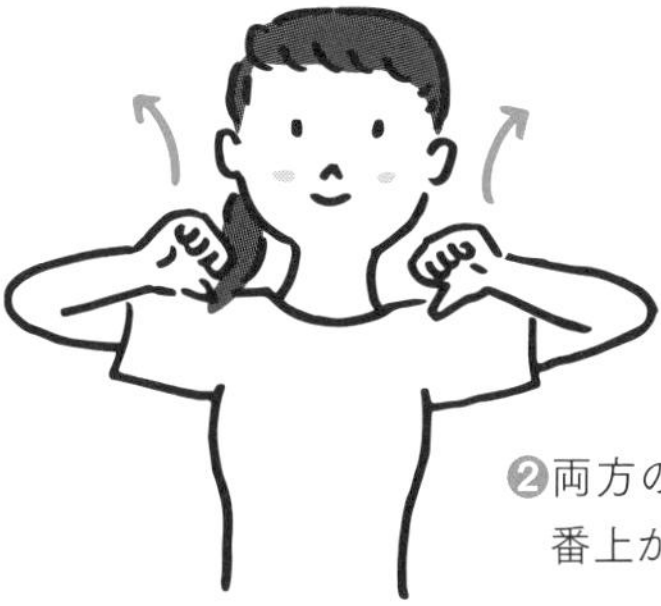

❷両方の腕を同時に後ろへ回して、肩が一番上がったところで止める

❸そのまま肩甲骨を限界まで寄せた後で、いったん肩を下げてから、両方の腕をゆっくり後ろへ3～5回ほど回す

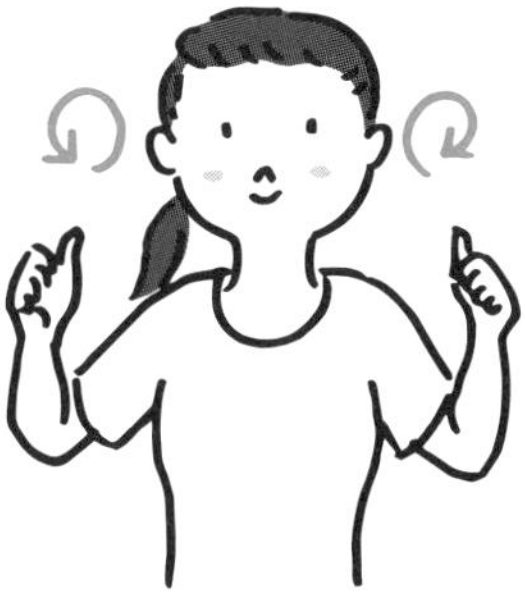

※痛みを感じないように、できる範囲で行う

肩甲骨をきちんと寄せた後に、いったん肩を下げてから回すのがポイントです。肩を痛めない程度に、少しずつやるようにしてください。

セルフケア⑤　おっぱいはがし

子宮内膜症があると、生理のたびに体のさまざまな部位で、子宮内膜組織が肥厚《ひこう》→出血→炎症を起こします。その出血は吸収も排出もされないまま、どんどん蓄積されている状態といえます。蓄積されている古い出血は、ただの老廃物でしかありません。

老廃物は熱を持つので、きちんと排出されずに体内に蓄積されたままだと、体はその熱を冷ます方向に傾きます。こうして、体は冷えるようになります。

冷えを解消するため、今後は老廃物をためない努力と、すでにたまった老廃物を排出する努力が必要です。

私たちの体には、血管と同様にリンパ管が全身に張り巡らされています。

リンパ管の中には、老廃物を運ぶリンパ液が流れています。リンパ液は、全身を流れながらたくさんの老廃物を回収し、最終的には首と鎖骨下、脇の下、胸の周りに集中している大きなリンパ節へと集まります。こうしてリンパ節に回収された老廃物は、尿や便、汗として体外へ排出されるしくみになっています。

老廃物をたくさん排出して冷えを解消するために、乳腺組織と大胸筋《だいきょうきん》を〝はがして、おっぱい周りのリンパ液と血液の流れをよくしていきましょう。

また、おっぱいはがしの効果は、上半身の冷えを改善させるだけではありません。全身を流れる血液の量が増えることで運ばれる免疫細胞の量も増えて、免疫力アップにつながり、乳ガンなど他の病気の予防になります。そして、毎日、自分でおっぱいを触ることで、乳ガンの早期発見にもつながります。

子宮内膜症というと、子宮と卵巣がある下半身にどうしても意識が行ってしまい、上半身をおろそかにしがちです。しかし、老廃物をきちんと排出するためには、むしろ上半身が重要になるので、しっかりとケアしていきましょう。

おっぱいはがしをする前に肩甲骨はがしを行うと、大胸筋から乳腺組織がはがれやすくなりますが、時間に余裕がないかたは準備運動（94ページ参照）だけでもやっていただけると、痛みが少なくなると思います。

おっぱいはがしは、いつ行ってもかまいませんが、**入浴時やおふろ上がりに行うのがオススメ**です。ブラジャーの圧迫程度でもリンパ液の流れが悪くなって詰まりやすくなるので、ワイヤー入りのブラジャーを毎日つけるかたは、毎日時間を見つけて、ちょっとでもやっていただければと思います。ブラジャーをつけない私でも、冷えや姿勢の悪さですぐに流れが悪くなり、詰まった感じがわかるので、毎日やっています。

おっぱいはがしをすると、リンパ液の流れがものすごくよくなるので、詰まったときの違和感がわかるようになります。それが不快で仕方ないので、私は毎日やらざるを得ない状況になっています（笑）。

ブラジャーによる圧迫や姿勢、冷えなどがあると、だいたい2～3時間でリンパ節の周りは詰まりやすくなってきます。仕事中でもなるべくこまめに、鎖骨の下や脇の下のリンパ節を流したり、トイレのときにおっぱいの周りをほぐしたりするなど、気がついたときに行いましょう。

おっぱいはがし

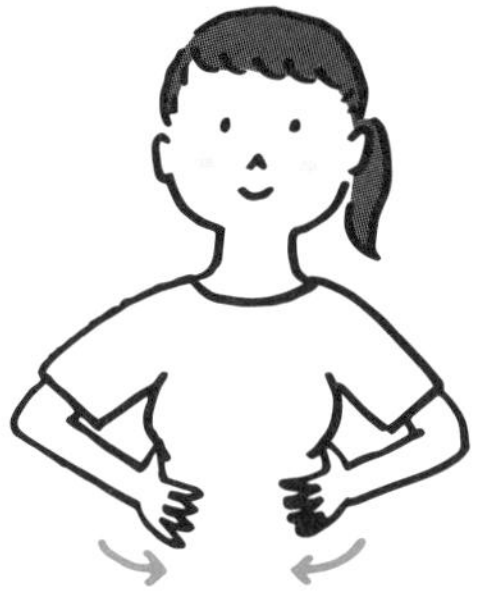

❶脇の下あたりの胸の始まり（ブラジャーのワイヤーが当たる部分）に親指を押し付け、胸の周囲を少しずつ移動させながら押し付けた親指に力を入れ、乳腺を内側に移動させるようにはがしていく

※このとき、一番はがれにくい胸の下の丸みを帯びた部分を、少し念入りにはがしていくことで、胸にしっかり段差ができて、厚みが出るようになる
※胸の内側は、右手の親指で左胸を、左手の親指で右胸をはがすとやりやすい

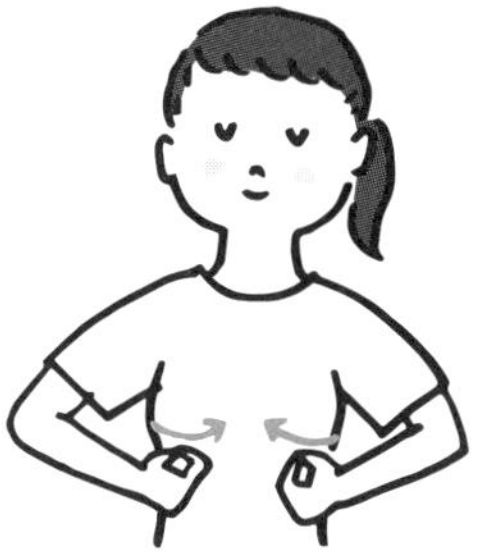

❷両手を軽く握って、ブラジャーのワイヤーの形に沿って、3～5回、軽くなでながら老廃物を流していく

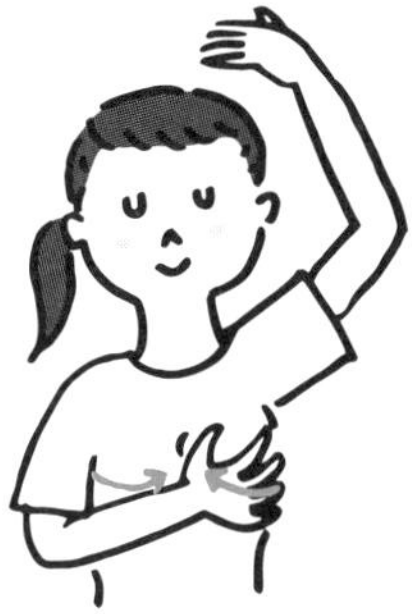

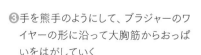

❸手を熊手のようにして、ブラジャーのワイヤーの形に沿って大胸筋からおっぱいをはがしていく

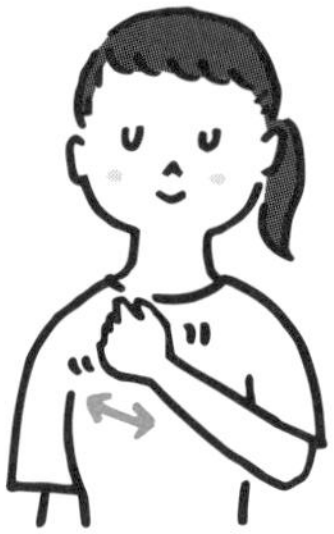

❹握りこぶしで、鎖骨の下をぐりぐりと３～５秒ほどほぐす

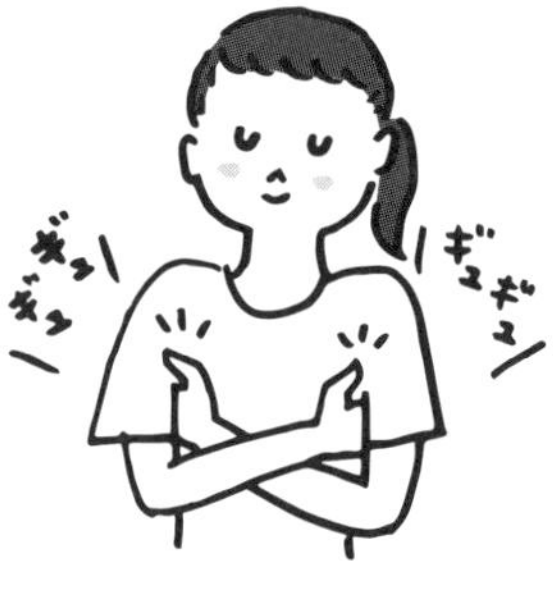

❺脇を下からグッとつかみ、がっつりと３～５秒ほどもむ

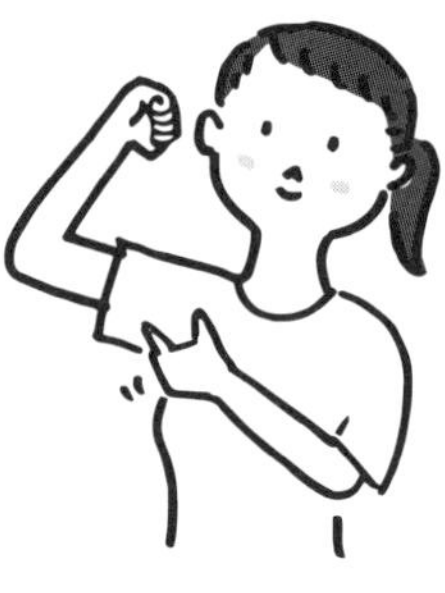

❻片方ずつ腕を上げ、脇の下の前方にある筋肉の境目、くぼんでいるところをつかんで３～５秒ほど揺らす。これを左右交互に行う

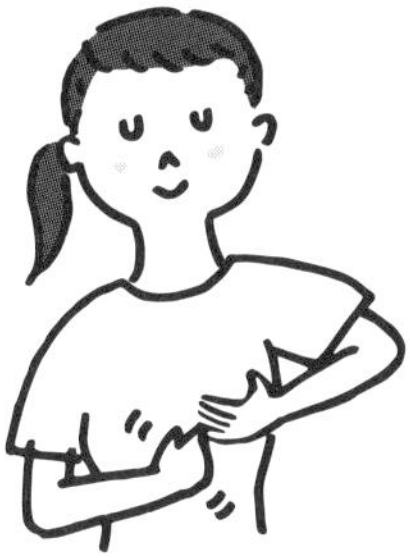

❼片方の手でおっぱいを持ち上げ、もう片方の手は握りこぶしをつくって、アンダーバスト（ブラジャーの下のライン）や胸の谷間をぐりぐりと３～５秒ほどほぐす

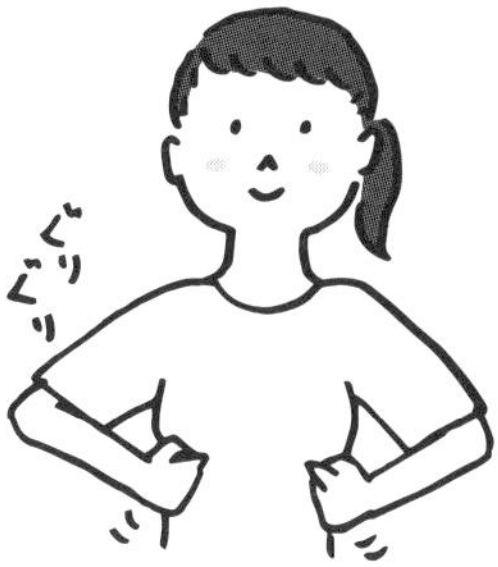

❽握りこぶしで、脇の下から胸の下まで少しずつ、外側から内側におっぱいを寄せるようにして軽くぐりぐりと３～５秒ほどほぐす

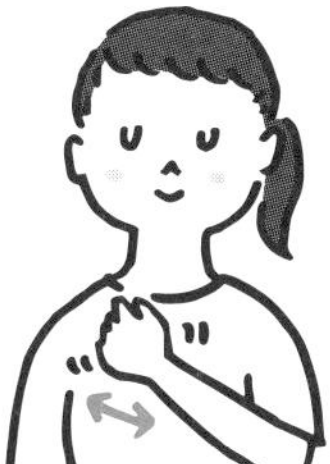

❾④の要領で、鎖骨の下を握りこぶしでほぐす

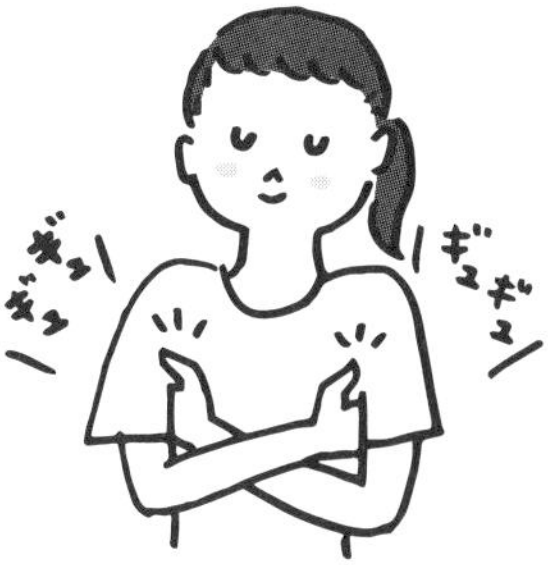

❿⑤の要領で、脇の下をよくもんでリンパ液を流す

こんなときはどうする？ セルフケアQ＆A

紹介した5つのセルフケアを実践するに当たって、よくある質問にお答えします。不安や疑問をなくし、ゆっくり呼吸しながらリラックスして取り組んでくださいね。

Q 行う時間帯や組み合わせに決まりはありますか？

A できるときに、できることをすれば大丈夫！

5つのセルフケアについては、ものすごく欲をいえば、全部、毎日やってほしいのですが、それを習慣化するのは大変だと思います。現に私も、全部を一気にやろうとすると時間が足りなくて、正直、困っています。

ですから、5つを一気にまとめてやるのではなく、**できることを少しずつ取り入れ**

てください。慣れてきたら、自分のやりやすいケアだけ、あるいは自分に効果があったケアだけを抜粋して、組み合わせてやっていただいてもかまいません。

とりあえず、毎日、何かしらはやるということを心がけてください。

そして、「この時間帯にやると習慣化しやすい」という自分なりのペースを見つけて、負担なくやっていただければと思います。

「やらなきゃいけない」「今日はまだやっていない」など、追われるような気持ちになると、体が緊張してリラックスできないので、ほぐれるものもほぐれず、ゆるむはずのものがゆるまず、逆効果です。

あくまでも無理のない範囲で、生活スタイルに合わせて取り入れましょう。

5つのセルフケアに優先順位をつけるのは難しいのですが、子宮内膜症の緩和を目標にするならば、膣トレと骨盤ストレッチをまず実践しましょう。骨盤内の老廃物が一気に動き出すと、リンパ節などの詰まっているところに痛みが出るので、その部分をそのつどほぐしてください。

ダイエットや勉強などをする際、ストイックにがんばりすぎて疲れてしまい、途中でやめた経験はありませんか？　そうなってしまうと、何の効果も得られません。同じことが、このセルフケアにも当てはまります。

ですから、できるときに、できることをやりましょう。

それに、がんばろうと気合を入れてもできなかったときに、できなかった自分を責めるのは時間とエネルギーの無駄なので、最初からがんばろうとしないでください。

Q 薬を飲みながらセルフケアをしてもいいですか？

A 何の問題もありません

子宮内膜症で処方される薬は、鎮痛剤や低用量ピル、黄体《おうたい》ホルモン製剤などが一般的ですが、セルフケアと併用することは何の問題もありません。むしろ内服しているかたにこそ、やっていただきたいケアです。

　また、セルフケアを始めたからといって、今まで内服してきた薬を一気にやめる必要はまったくありません。むしろ、薬は一気にやめないでください。
　薬を飲んでいるかたは、これまでと同じ生活スタイルを続けたうえで、本書のセルフケアを追加し、自分の体がどう変化するのかを観察していきましょう。

　基本的に、セルフケアをやりすぎて腰痛になってしまったとき以外、やってはいけないという制限はありません。生理中に行ってもかまいませんし、年齢・性別も関係ありません。できれば、初潮の前からやり始めてほしいですね。
　ただ、生理中に腰痛や腹痛、吐き気、頭痛などで寝込んでいるときにまで、がんばって行う必要はありません。薬を飲んでも体がつらいときは、行わなくても大丈夫です。まずは全力で休んでください。

　妊娠中の場合も、おなかが張ったり、出血したりしていなければ、セルフケアを行ってもかまいません。おなかが張る回数や出血を認める場合はやめていただき、会陰マッサージ（81ページ）だけにしてください。

Q 効果が出始めたことを示すサインはありますか？

A 鎮痛剤を内服しているかたは、鎮痛剤を内服する回数や効くまでの時間などを目安にしていただいています

「これまで効果がなかった鎮痛剤が効くようになった」「薬が早く効くようになった」「薬を飲む回数が減った」など、まずはセルフケアを始めたことで、鎮痛剤の効き方に変化がないかを確認してみましょう。

また、骨盤ストレッチなどで腸が温まってくると、食事などを変えなくても便通がよくなるかたや、おなかを下す回数が減るかたもいます。

それから「好転反応」といって、急激にリンパ液や血液の流れがよくなることで、老廃物を処理する量の増加に体がついていけずに、一時的にニキビやアトピー性皮膚炎が悪化することがあります。

基本的に体内の老廃物は、尿・便・汗で排出されます。ところが、これらでの排出が追い付かない場合、ニキビが悪化することがあるのです。また、体内に熱がこもって皮膚が乾燥しやすくなるため、アトピー性皮膚炎が悪化したり、その熱を冷まそうとして体が一時的に冷えやすくなったりすることがありますが、めげずに**セルフケアを続けていけばよくなりますので、大丈夫です。**

Q セルフケアを継続するコツはありますか？

A 求める効果や目的を自分の中でハッキリさせましょう

今、体に起こっていることは、何年、何十年と積み重ねてきた生活習慣が原因です。それに慣れ切った体を、新しい習慣に慣れさせるには、やはり根気が必要です。

1回1回のがんばりは最小限でもいいのですが、セルフケアを継続して、習慣化するという根気は、全力でほしいところです。

基本的に私は「気が向いたときに、気が向いただけ、やればいいですよ」と患者さんに伝えています。ですから、日々、どのくらい子宮や膣を気にかけているかで、ひとりひとり、行う回数も時間も大きく違ってきます。そこは完全に本人任せです。

結局は、**その人がどれだけ体と向き合おうとしているか、どれだけ自分に意識を向けるか、向けようとするかで、出てくる成果は当然違う**のです。

あなたはどれだけ体と向き合っていますか？

体は私たちが特にお願いしたわけでもないのに、次の日も、またその次の日もちゃんと動けるように、寝ている間もメンテナンスをしてくれています。

頼まれてもいないのに、不眠不休で、私だけのためにメンテナンスをしてくれているって、すごくないですか？

特に感謝されるわけでもないし、「寝たのに疲れが取れていない」と文句しかいわれないのに（笑）。

どうしてだと思いますか？


それはあなたのことが大好きだからです。

あなたのことが何よりも大切だからです。

今、子宮内膜症があったり、生理痛や過多月経がひどかったりするのは、あなたが嫌いだからではなく、むしろ大好きだからです。


大好きだから、どうか休んでほしいのです。

大好きだから、気づいてほしいのです。

体ががんばっても修復が無理なほど、あなたのエネルギーが枯渇しているから、休んでほしいのです。


まずは、体のがんばりを認めてあげて、そのうえでセルフケアに取り組んでください。そうすれば、セルフケアは継続させられるはずです。

もう一つ、継続するためのコツを挙げるとすれば、「どんな効果を、どこまで求めるか」を明確にすること。そうすると、いつまで、どこまでやったほうがいいのかも、自ずと見えてきます。

鎮痛剤を内服する回数が減ったことを効果が出たと考える人もいれば、内服がなくならないと効果が出ていないと考える人もいるでしょう。

だからこそ、自分自身の目的を明確にすることが大切なのです。

また、「先月よりも生理痛が軽かった」「セックスのときに、前よりも膣が濡れるようになって、痛みが少なかった」「生理中に鎮痛剤を飲む回数が、1回減った」など、体の変化を細かく確認しましょう。

少しでも自分なりに効果が感じられると、やる気もさらにアップします。そしてセルフケアを継続するモチベーションも高まりますよ。

次章では、セルフケアの効果を高めるために意識したい「生活習慣のポイント」について解説します。

第4章

元気な子宮をつくる生活術

1に水分、2に水分！

子宮内膜症《しきゅうないまくしょう》のセルフケアを紹介してきましたが、この章では、それと併せて心がけてほしい生活習慣についてお話しします。

まず知ってほしいことは、とにかく水分をしっかり取ることです。ちなみに、私が勧めている水分とは〝電解質（イオン）が入っている液体〟で、水道水、浄水器の水、お茶やコーヒーなどではありません。

約60～70％を水分で構成されている私たちの体が、生きるうえで必要な水分を細胞の中に取り込むには、電解質が必要です。これらを含んでいない液体を水分として摂取していても、体には吸収されず、ひたすら垂れ流しになっていることが多いのです。水分を取っているつもりでも、知らないうちに慢性的な脱水状態になっている可能性が高いといえます。

加えて、女性には月に1回の生理があります。**経血も赤い液体なので水分**です。生理の正常量の平均は37〜43㎖。多くても140㎖といわれています。過多月経《かたげっけい》のために日中でも夜用の紙ナプキンをつけている、それどころか、夜用の紙ナプキンを1〜2時間ごとに交換しないと服が汚れるという場合、1日に300〜500㎖ぐらい、もしくはそれ以上も経血が出ている可能性があります。ですから、その分の水分を補えていなければ、体は生理のたびに脱水状態になっていきます。

過多月経が当たり前になりつつある現代の女性は、総じて脱水状態のかたが多いといえます。子宮内膜症であれば、さらに経血量が多くなりやすいため、脱水が進行しやすい状態にあります。

とはいえ、毎月毎日、徐々に徐々に、慢性的な脱水状態になっていくので、自分が脱水症状だという自覚があるかたはあまりいません。

ここで、私たちが排出している1日の水分量について考えてみましょう。

もちろん、個人差はありますが、1回の排尿で最低200㎖ぐらいは排出されているため、1日6～7回排尿する場合は約1200～1400㎖、便も80％は水分なので500gの便を排出すると約400㎖の水分を失うことになります。さらに呼気で失われる水分が約400㎖、皮膚から蒸発して失われる水分が約600㎖、合計すると平均して約2・5ℓの水分が、体から毎日失われています。

これに過多月経が重なったらと思うと、ゾッとしませんか？

さらに、産後すぐに授乳を始めるとなれば、脱水はより深刻になります。

授乳は〝白い献血〟です。お母さんは産後、母乳という白い血液を、毎日赤ちゃんに与え続けています。そして授乳する量は、赤ちゃんの成長とともに増えていきます。

1回50㎖の母乳を1日8回あげたら、その時点で約400㎖の出血をした状態と変わりません。それを、いやそれ以上の量を、毎日、何カ月、何年と与え続けているとしたら、お母さんの体はカラカラに乾いていくだけです。完全母乳は赤ちゃんにとってはいいのかもしれませんが、お母さんにとっては、水分をきちんと補えていなければ拷問《ごうもん》でしかありません。

分娩時《ぶんべんじ》の出血が多かった、分娩時に点滴していなかったとなれば、さらに脱水になっている可能性も高いですし、そんな状態で生理が再開して過多月経だったら？

脱水が進行しすぎて、母乳が早めに出なくなるお母さんがいてもおかしくありません。体の60〜70％は水分です。お母さんの生命維持に関わる水分量がなくなる可能性が高ければ、母乳は出なくて当たり前です。お母さんの体にとっては、お母さんが一番大切なのです。他人になんか与えている場合じゃありません。

なので、母乳が出なかったことで、自分を責める必要はないのです。

これらの出ていった水分を補うには、基本的には口から摂取するしかありません。食事からも水分は取れますが、よくかまないとうまく吸収できません。最も効率がよいのは、やはり電解質の入った水分を口から取ることです。

ですから、効率よく、しっかりと水分を補うために、生理中や授乳中はなるべく経《けい》口補水液《こうほすいえき》を多めに摂取するように意識してください。経口補水液とは食塩とブドウ糖を混合して、適切な濃度で水に溶かしたものです。さまざまな種類があるので、自分の体質などに合わせて選ぶといいでしょう。

患者さんたちには、まずは普段取っている水分を経口補水液などに置き換えたり、起きがけとおふろ上りにコップ1杯のミネラルウォーターや経口補水液を飲んでもらったりしています。それで体がむくまなければさらに2週間ぐらい継続してもらい、それでも体がむくまなければコップ1杯の水を増やして様子を見ていく――という指導を行っています。

これまで水分を意識的に取ってこなかったかたが、急に水分摂取量を増やすと、当たり前のように体がむくみます。いきなり水分を増やされても、体はすぐには対処できないからです。

例えば、今まで1日500〜1000㎖しか水分を取ってこなかったかたが、急に1500〜2000㎖を摂取しても、体にはそれを代謝《たいしゃ》して排出する能力はありません。そのため、顔や手や足がむくんでしまいます。

むくんでいる状態というのは、細胞を冷たい水に常につけている状態と変わりません。このように、むくみは冷えにつながるため、なるべくむくまないようにしながら代謝できる量を増やしていきたいのです。

ですから、少しずつ、時間をかけて、体が水分を吸収できる量を増やしていきましょう。

最終的には、1500〜2000㎖をコンスタントに代謝できる体をつくっていきたいですね。

コーヒー、紅茶、お茶については、カフェインよりも利尿作用のほうが怖いと私は感じています。その理由は、本当は体にとど

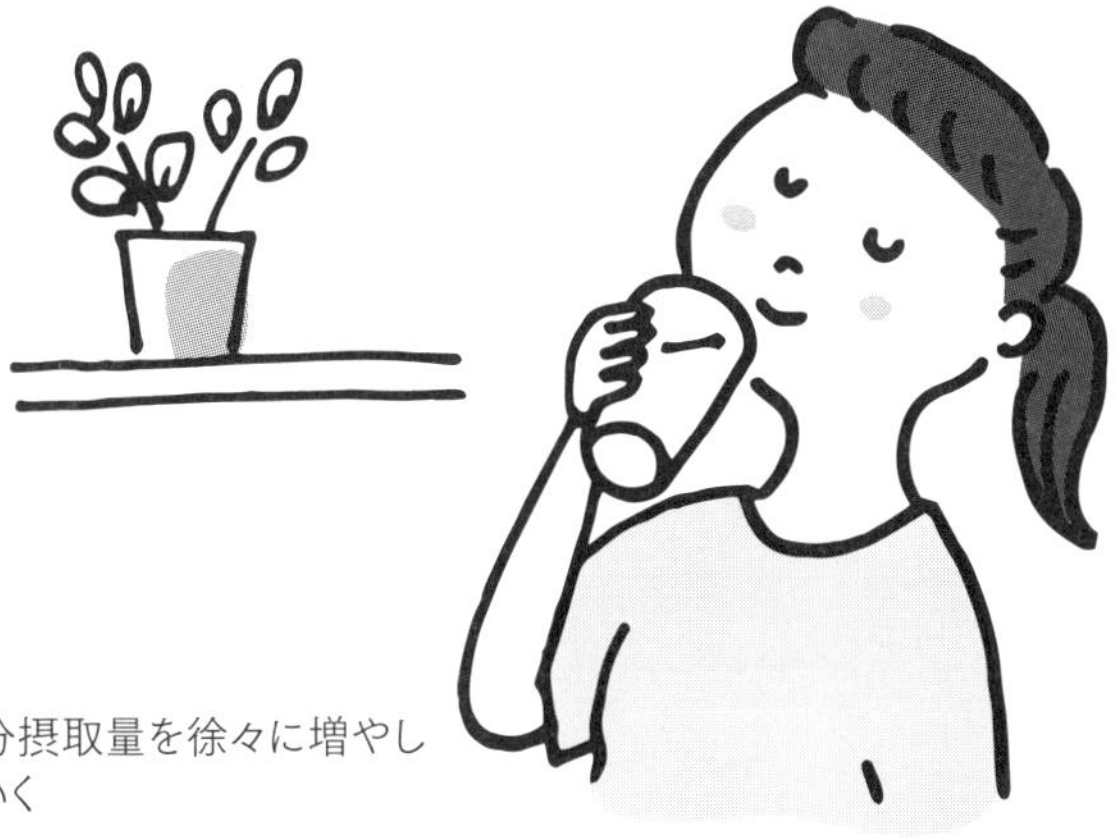

水分摂取量を徐々に増やしていく

めておきたい水分さえも、尿として外に排出してしまい、脱水を助長するからです。

特に、妊活中に好んで飲むかたも多いルイボスティーとプーアール茶は、デトックス作用だけでなく利尿作用も強いお茶です。1日1～2杯を飲むのはかまいませんが、リットル単位で1日中それればかりを取るのは問題です。

あくまでお茶はたしなむものです。お茶を飲んだ後は、なるべく電解質の入った水を意識して取る習慣をつけてください。

胃腸が弱いなどの原因で、水分の代謝がうまくいっていない状態を、東洋医学では「胃内停水《いないていすい》」といいます。水分を取ると胃に水がたまっているような感じがして、チャポチャポするというかたが当てはまります。

子宮内膜症やひどい生理痛、過多月経で受診された患者さんでも、水分代謝に問題のある場合が多いので、「気《き》・血《けつ》・水《すい》」の水を司り、細胞の水分バランスの滞りを改善してくれる五苓散《ごれいさん》をはじめ、血と気を作るための要となる胃腸を整える漢方薬を処方しています。

ちなみに、一般的に婦人科では、血の巡りをよくして冷えや月経異常などを改善する桂《けい》枝《し》茯《ぶく》苓《りょう》丸《がん》、血と水のバランスを整える当《とう》帰《き》芍《しゃく》薬《やく》散《さん》、血流をよくして排出力を高める桂《けい》枝《し》茯《ぶく》苓《りょう》丸《がん》加《か》薏《よく》苡《い》仁《にん》などが処方されています。

子宮内膜症の患者さんで東洋医学に対する関心を持つかたは多く、また、ドラッグストアでも漢方薬は手に入れられるようになりました。しかし、個人の体質によって合う薬、合わない薬があるので、自己判断で飲まずに、必ず医師に処方してもらってください。

先ほど説明した胃内停水に当てはまるかたは、経口補水液、もしくはそれを薄めて飲みやすくしたものを、口を濡らす程度でかまわないので、こまめに取ることが大事です。

バランスがいい食事はバランスが悪い!?

「食事は、どんなことに気をつければいいですか?」と患者さんによく聞かれますが、私は「基本的には、食べすぎなければ、食べたいものを食べたいときに、なんでも食べていいですよ」と答えます。

すると、たいてい驚かれますが、実際、その日、そのとき、その人にとって、体に必要なものは異なります。

毎日毎日、まったく同じ睡眠時間、まったく同じ運動量、まったく同じ水分量で生活しているわけではありません。その日によって必要なもの、必要な量は違っていて当たり前です。

例えば、脱水のときには、塩分やミネラルが欲しくなります。しかし、教科書どおりのバランスがいい食事をした場合、塩分は控えめになります。

今、体は10gの塩分を必要としているのに、塩分を減らしたほうがいいからと5g

に制限することは、本当に体にいいのでしょうか？

食事で５gしか塩分を摂取できないとなれば、間食という形で摂取するしかありません。

体が塩分を欲するときは、塩分を多く含む食事がしたくなるのが当たり前です。

また、体が塩分や糖分を欲するときには、甘いものを食べたくなることもあります。最近は、甘いお菓子にも、たくさんの塩分が含まれていることがあります。そう考えると、「甘いものをたくさん食べたい」と感じているときに、実は体は塩分を必要としていて、補給しようとしている可能性もあります。

あるいは、甘いものが食べたいときは、それを取ることで感じられる幸せやほっとする時間を欲しているのかもしれません。

基本的には食べたいものを食べてもいいのですが、食べたいと感じているものと、体が必要としているものが異なっているかたもいます。

そうしたかたにとって大切なのは、自分の体が何を欲しているのかを知ること。体の声に耳を澄ませながら生活することを心がけましょう。

また、添加物や栄養のバランスを細かく気にするよりも、胃腸を整え、必要なものをちゃんと吸収できる体、いらないものをちゃんと排出できる体をつくることに専念したほうが、よほど健康的ではないでしょうか？

どれだけ栄養に気をつけたとしても、そもそも吸収できていなければ意味がありませんし、今の世の中、添加物ゼロの食生活なんて現実的ではありません。薬にだって添加物は入っています。

このように、基本的に食事では何を食べてもいいですが、食べすぎは厳禁です。〝もったいないおばけ〟が一番厄介で、あらゆる病気の原因になります。おなかいっぱいになる手前でやめておくとか、半分は残して翌日に食べるなど、食べすぎないことを意識しましょう。

正直、腹八分目では、多すぎます。よくかんで食べるのならばまだしも、そうでなければ腹六分目ぐらいじゃないと、後でおなかが膨れて苦しくなります。

このように、苦しいと感じることが問題です。そう感じた時点で胃がもたれ、胃腸が疲れているので、寝ても体の疲れが取れなくなります。また、不眠・肩こり・便秘・体の冷えの原因にもなるので、本当に食べすぎはやめてください。

お酒とたばこについては、避けるに越したことはありませんが、やめられない場合は、ちゃんと意識して水分を摂取するようにしてください。

まず、たばこに関していえば、たばこを吸ったときの煙の燃焼温度は約９００℃、副流煙《ふくりゅうえん》の燃焼温度は約６００℃です。それほど熱のこもった煙を肺に入れているので、肺は常にやけどをしているような状態です。そして、息を吸うことで摂取できるはずの水分が蒸発してしまい、きちんと吸収できなくなるだけでなく、その熱がこもることで体は冷ます方向へ傾くので、冷えやすくなってしまうのです。

また、体内に入った煙とニコチンは、解毒・分解をして排出しなければならないので、エネルギーを毎日余分に使っているということになります。

それから、お酒に関していえば、アルコールの強い利尿作用で必要な水分も排出されてしまい、脱水になりやすくなります。お酒をたくさん飲むと頻尿《ひんにょう》になり、のどが渇きやすくなるため、「水分は取っているのに脱水」という状態になります。

二日酔いでの頭痛は、脳がむくんでいるために起こります。これは、アルコールの利尿作用で脱水が進み、体が水分をため込む方向に傾いて脳がむくむことで頭が痛くなるのです。

そのため、お酒を飲んだ後は、電解質の入った水分をしっかり補給することが大切です。

なお、お酒を飲んだからといって、子宮内膜症が悪くなることはありません。ただ、生理中に飲むと子宮の血行がよくなって経血量が多くなる可能性や、脱水によって筋肉が硬くなることで生理痛がひどくなる可能性もあるので、しっかりと水分を取るようにしてくださいね。

お酒やたばこは自己責任です。どうしてもやめられないのであれば、うまく付き合っていってください。

膣の風通しをよくしよう

膣内《ちつない》に雑菌が入って炎症が起こると、おりものが増えたり、においや色に異常が出たり、かゆくなったりしますが、そのほかにも、ただただ膣が蒸れることで、常在菌《じょうざいきん》が増えることがあります。

最も蒸れるのは、ポリエステル製のパンツに、おりものシートをつけて、ストッキングをはくという組み合わせです。オーガニックのおりものシートだったとしても、後ろにあるテープが蒸れの原因になります。

湿度の高い部屋に食べ物を置いておくと、すぐにカビが生えるように、おまた（会《え》陰《いん》）の風通しが悪いと膣に細菌が繁殖し、おりものが増えます。また、膣内の細菌バランスが崩れると、カンジダ症（真菌《しんきん》が膣内で増殖して起こる炎症など）にもなりやすくなります。

少しの細菌なら自浄作用で解決できますが、ずっと蒸れている状態だと細菌が繁殖しやすくなり、自浄作用が追い付かず、においやかゆみの原因になります。

おりものが気になるかたは、綿のパンツをこまめに交換するか、おりものシートではなく「綿のパンツに布ナプキン」という組み合わせがオススメです。綿のパンツに取り換えるだけでも、おりものの量はかなり減ります。

また、リンパ液の流れをよくするには、鼠径部《そけいぶ》のリンパ節を圧迫しないボクサータイプのパンツ、もしくはワンサイズ上のパンツを選ぶのもオススメです。

パンツのサイズが大きくなることに抵抗を示すかたもいますが、子宮や卵巣のためには、体を圧迫しないようなゆるいパンツをはきましょう。

心配なら、外出する際にはかわいいパンツを持ち歩いて、デートのときにはき替える。それくらいでちょうどいいと思います。パンツを落とさないようにだけ、気を付けてください（笑）。

なお、膣内に長時間血液を貯留させるタンポンは、子宮内膜症を引き起こす原因の一つだと私は考えています。便利や楽さを求めることにはリスクが伴います。量が多くても、できるだけタンポンには頼らないようにしましょう。

冷え症に効く入浴法とは？

38℃くらいのぬるいお湯にみずおちまでつかる「半身浴《はんしんよく》」については、正直、冷えが強いかたにはお勧めできません。そもそも、自分の体を自分で温める力が少ないので、半身浴では体が冷えてしまうからです。

また、過多月経で冷え症があるかたは、全身を流れる血液量が少ないために、体が冷えています。その状態で下半身だけを温めると、ただでさえ少ない血液が下半身に集中するので、上半身がものすごく冷えることになります。

半身浴よりも、**全身浴で体全体をしっかり温めたほうが、冷え症の解消には有効で**す。

特に冬、体や髪を洗っている間は、足が冷えやすいので、洗面器に熱めのお湯とひとつまみの塩を入れて、そこに足を入れながら髪や体を洗うといいでしょう。また、おふろ掃除などで使うバスブーツの中にお湯と塩を入れて足を入れると、足が動きやすくて楽ちんです。

そして温かいおふろから上がったら、すぐに服を着て靴下をはく。そのほうが、体が冷えず、寝るまでに温かさを維持できます。

また、寝ている間は、手のひらや足の裏から、体内にこもった熱を蒸散させることで、体温を調整しています。そのため、靴

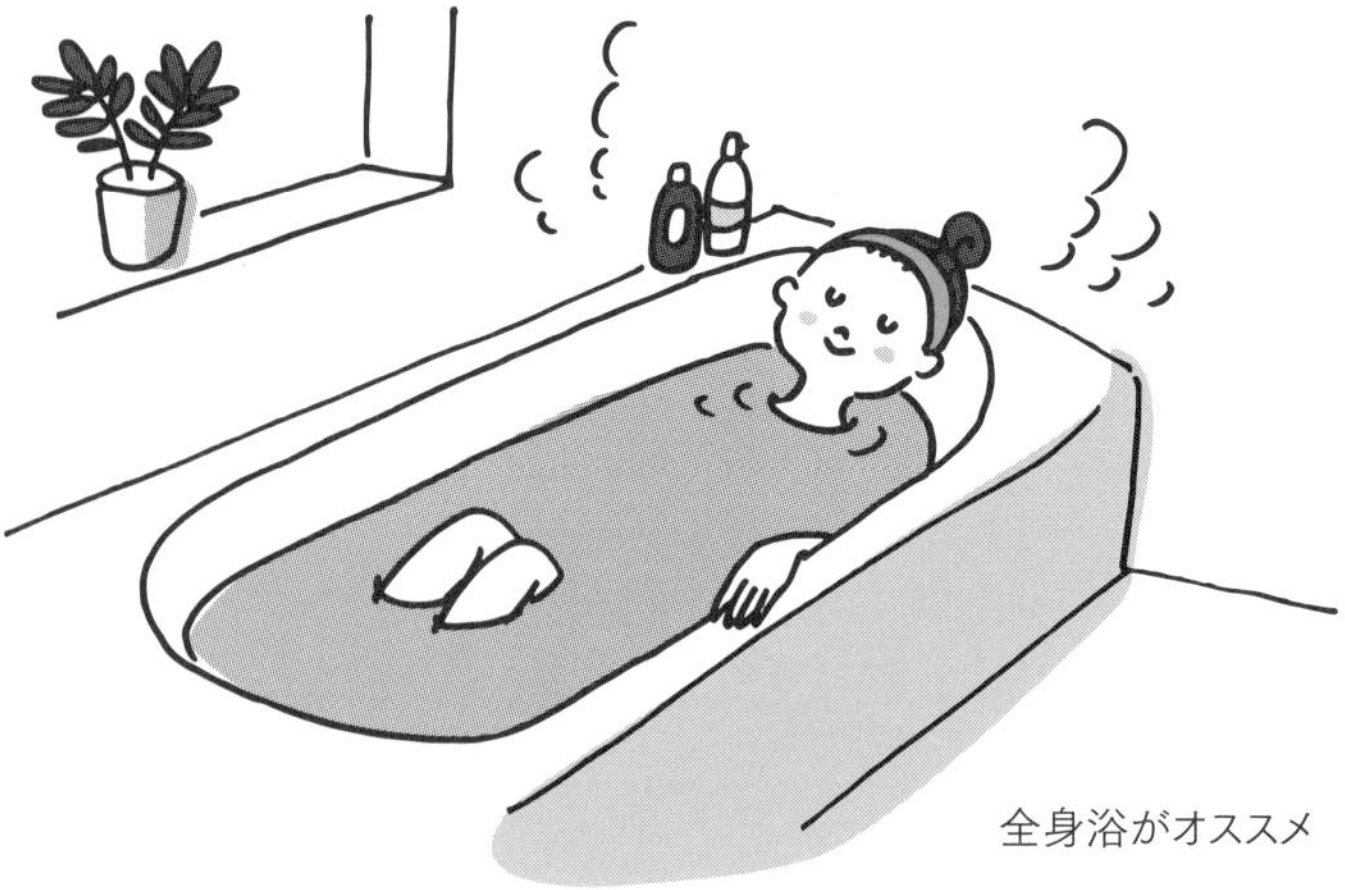

全身浴がオススメ

下をはいたままで寝ると、足の裏から熱が蒸散されず、体内に熱がこもったままになるので、疲れが取れなかったり、体内にこもった熱を冷まそうとして、体が冷える方向へ傾いて冷えやすくなったりします。

どうしてもつま先が冷たくて気になる場合は、寝る寸前に靴下を脱ぎ、レッグウォーマーを足先までふわっとかぶせてから寝るようにしましょう。つま先が開いていて、熱を発散させる場所があれば大丈夫です。

性交痛をなくしてセックスを楽しむ

子宮内膜症の症状の一つに性交痛があります。子宮と直腸が癒着《ゆちゃく》していることで、挿入時に膣の奥のほうが痛くなる場合もあれば、膣の後ろ側が硬くなり、膣の伸びが悪くなることで痛みを感じる場合もあります。

また、**低用量ピルを長く飲んでいると、体内のエストロゲン濃度が最低限まで抑制**

されるので、膣の細胞が萎縮《いしゅく》して硬くなり、膣が濡れにくくなって痛みを感じることもあります。

ただ、病院で性交痛を訴えても、ローションを勧められるか渡されるか、また、これ以上の癒着を防ぐために低用量ピル、もしくは、痛みを解消するために鎮痛剤、そして、性交痛に対する恐怖感を和らげるために安定剤を処方される程度です。

これでは根本的な解決にはならないですよね。つまり、性交痛で悩んでいるなら、必要なのは病院での診察ではなく、膣トレ、骨盤ストレッチとカウンセリングです。

正直にいえば、他人任せで「誰かに治してもらう」つもりでいるうちは、カウンセリングを受けても治りません。なぜなら、セックスばかりは本人とパートナーにいろいろと試してもらうしかないからです。

これればかりは、女性だけの問題ではないので、「どうされると痛みが増す」「どうしてほしい」などと、きちんと伝えていくしかありません。

「経験が多いと思われたら嫌」「恥ずかしくて言えない」「嫌われたらどうしよう」な

ずっと勝手に考えて、パートナーに伝えずに我慢していると、いつまでたっても性交痛は改善できません。

「はしたない女だと思われたくない」「嫌われたくない」からといって、ひたすら痛みに耐えて、気持ちがいいふりをして、拷問のような時間を過ごすのは、パートナーに対してとても失礼ではないでしょうか？

もし、あなたがパートナーシップやセックスを本当に大切なものだと思い、性交痛に悩んでいるのであれば、恥ずかしがらずにちゃんと相手に伝え、2人で協力しながら解決していきましょう。

性交痛を改善してセックスを楽しみたいと思うのなら、まずは自分の気持ちを伝える。

このような、**お互いに思いやりを持ったコミュニケーションの中でこそ、セックスが心地よくなる**のです。

「感情」をため込まない

東洋医学の考え方の一つに「五行色体表《ごぎょうしきたいひょう》」があります。五臓六腑《ごぞうろっぷ》や四季（五季）、色や味、感情などの視点から体を診るのです。

昔から「青筋が立つ」などと怒りを表現しますよね。赤い炎でイライラを表したり、「ショックで頭が真っ白になる」といったり、日常生活の中で無意識に感情を色で表すことがあります。

子宮腺筋症《しきゅうせんきんしょう》のかたの子宮の色は、生理のたびに内出血をくり返しているので、紫色をしています。また、骨盤《こつばん》子宮内膜症の所見として、血豆のような小さな内出血を「ブルーベリースポット」と呼びます。これも小さな紫色の腫瘍であることから、そう呼ばれています。

紫は青と赤で作られる色です。それを踏まえて五行色体表を見てみると、「青」が表

五行色体表

五行	木	火	土	金	水
五臓	肝	心	脾	肺	腎
五腑	胆	小腸	胃	大腸	膀胱
五色	青	赤	黄	白	黒
五志	怒	イライラ、笑喜	思	悲（憂）	恐（驚）
五常	仁	礼	信	義	智
五味	酸	苦	甘	辛	鹹

※五腑は三焦を加えて六腑となる

す感情は「怒」で、「赤」が表す感情は「イライラ、笑喜《しょうき》」。さらにどんな人がなりやすいかを見ると「青」は「仁」で「赤」は「礼」。

これを読み解けば、子宮内膜症は、基本的に、我慢しやすく、がんばりすぎるかたがなりやすいということになります。

我慢してイライラしたり、がんばりすぎて余裕がなくなって些細《ささい》なことで怒ったり……。常に何かに、誰かに怒って、イライラした感情をため込んでいるかた。

常識にとらわれやすく、ルールや規則を守らない人が許せないかた。

〝勝手に〟人のことを考えて我慢したのに、それを認めてもらえずにイライラするけれど、嫌われたくない思いのほうが先行するためにいえず、ひたすら我慢しておなかにため込んでいるかた。

こうしたかたは、子宮内膜症になりやすい傾向があるというだけでなく、そのほかのさまざまな病気になりやすい傾向について示している、すごい表なのです。

基本的に、子宮内膜症のかたは我慢しすぎ・無理しすぎで、体に負担をかけてしまいがちです。生理のときくらいは、ゆっくり、しっかり体を休ませるためにも、仕事を休んで、寝ているのが一番です。実際、そのほうが生理も早く終わりますし、痛み止めを飲む回数も減るようになります。

とはいえ、一般的な会社勤めをしていれば、なかなかそうもいかないでしょう。その場合は、生理中は残業をしない、直帰する、体を冷やさない努力をする、靴下をはく、食べすぎない、我慢しない、嫌なことをしないなどを徹底してみてください。

生理中は体から血液が失われる分、体が冷えやすいので、クーラーを使う場合は温度を下げすぎないように気を付けましょう。

また、イライラという感情は、炎を使って表現されるように、熱を持ちます。ですから、常にイライラしていると、体内に熱がこもっている状態になるため、体は冷やす方向に傾きます。イライラした感情は体を冷やすのです。

だからとにかく、**自分に無理や我慢をさせないこと――**。

まずは、生理中だけでも徹底してやってみてくださいね。

毎日少しずつため込んだ感情が、一気に噴出したり、体を冷やしたりすることで、病気もつくっています。

これらの感情は、**あなたの細胞からあなたへのメッセージ**です。

そして、自分以外の誰かに対して感じるイライラや怒り、そして「寂しい」「認めてほしい」「許せない」といった感情も、実は37兆個の細胞があなたに対して発しているメッセージといえます。

周囲の人にいわれてムカついたこと、嫌なことは、実は自分の細胞からのメッセージに気づかせるために起こっていることがほとんど。このことに気づいて初めて、滞っていた感情エネルギーが解放され、体の中の血液など、いろいろなものがスムーズに流れるようになります。

私たちの体は約37兆個の細胞でできていますが、そのうち、自分の意識下で管理できる細胞は、全体のほんの一部です。

例えば、私たちは自分の意志で心臓を止めることも、ホルモンを分泌させることもできません。細胞自体がそれぞれ動くことをやめると決めたら、いくら私たちが嫌だと言っても、それを防ぐ方法はありません。

細胞にあきらめられたら、私たちは終わりです——。

だからこそ、細胞からのメッセージをちゃんと聞き、体と仲直りすることで、体を整えたり、立て直したりする必要があるのです。

ここで、登場するのが「**デスノート**」です。

デスノートとは、長年ため込んだままで成仏《じょうぶつ》できずにいる自分の感情を自分で知り、自分と向き合うことで、すっきりキレイに成仏させてあげるワークをするためのノートです（笑）。

まず、自分が常に持ち歩きたくなるような、見た目がめちゃめちゃかわいくて、それを見るたびにときめいて仕方がない、お気に入りのノートとペンを準備しましょう。ゴム付きのノートであればなおよいのですが、なければ普通のノートでかまいません。開きっぱなしにしたり、落としたりしないようにだけは注意してください。

そのノートには、その日あった嫌なこと、ムカついたこと、落ち込んだこと、〇〇にいってやりたいことなど、なんでもいいので、ため込んだネガティブな感情をとにかく毎晩、ひたすら殴り書きをします（笑）。

そして、「なんでそう思ったのか？」「なんでそう思われたくなかったのか？」など、「なんで？」を駆使しながら、ひたすら理由を掘り下げていくのです。

例えば、彼氏へのイライラは、次のようになります。

彼氏、マジイライラする
←（なんで？）
彼氏がかまってくれないから
←（なんで、かまってくれないとイライラするの？）
暇になっちゃうから
←（なんで、暇だとイライラするの？）
私、寂しいのかな。1人が寂しい
←（なんで、寂しいの？）
なんだか、放っておかれた気がするから
←（なんで、放っておかれると寂しいの？）
私をちゃんと見てほしい

この流れからわかるように、「彼氏、マジイライラする」というのは、彼氏にイラ立つ気持ちのように見えたのですが、自分が自分にかまってもらえなかったことによる寂しさでした。その対象も、実は彼氏ではなく自分であり、「私をちゃんと見てほし

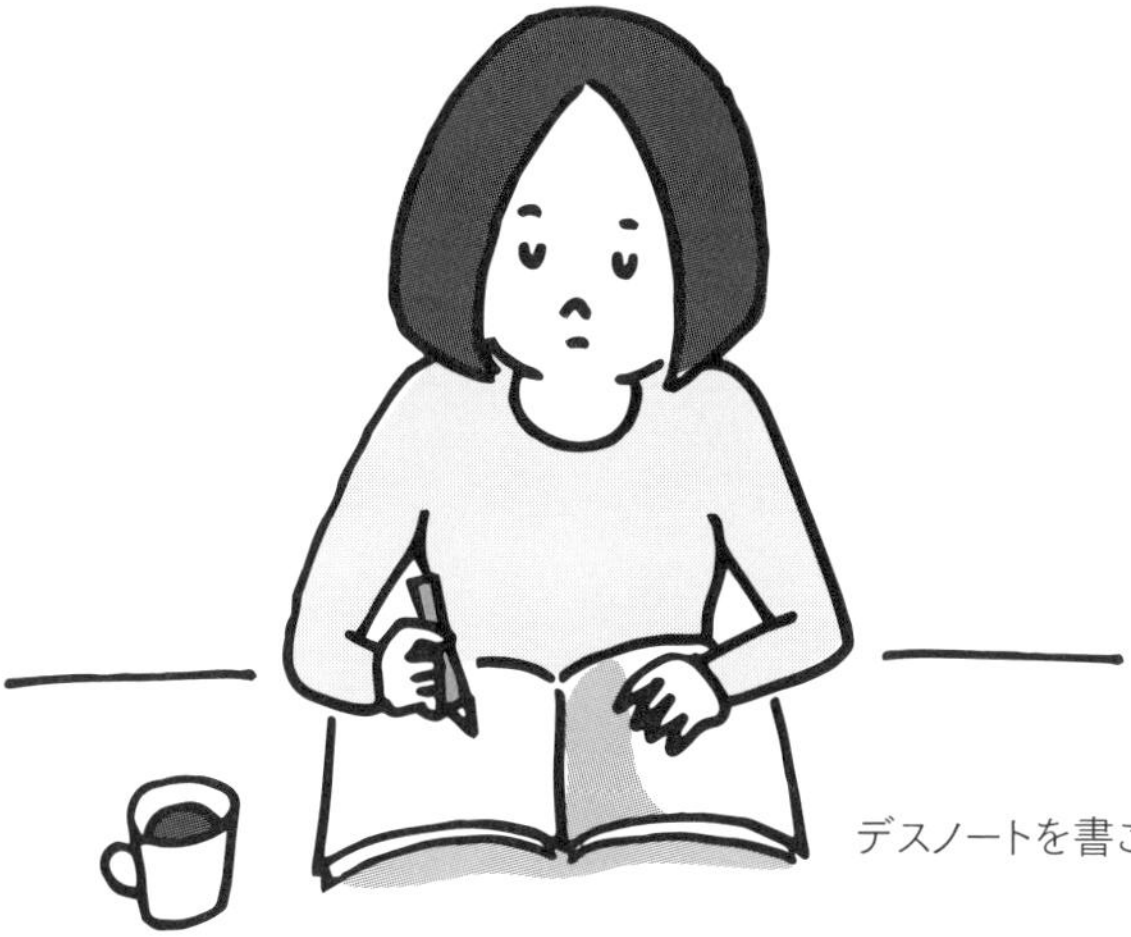

デスノートを書こう！

い」という自分の細胞からのメッセージなのです。

こういうときは、「私って、私のこと全然見てなかったんだな、ごめんね、いつもありがとう」と気づいて、認めてあげるだけでOKです。すると、**細胞が「やっと気づいてくれた」と喜ぶので、体がとても楽になります。**

それから、デスノートをつけると、自分の中にあったネガティブな感情が成仏することで、今までため込んでいた場所に余白（キャパ）ができるので、体が整っていきます。

生理＝内臓損傷と自覚して！

今の世の中には無理をする女性が多いのですが、**生理の日は休んで当たり前**なのだと自覚しましょう。

生理になると、子宮から出血します。血が出るということは、子宮から子宮内膜がはがれて、子宮に傷ができているということです。

出産前の子宮は鶏卵大で、産後の子宮は私たちの握りこぶしと同じぐらいのサイズです。その子宮の内膜がはがれるということは、いわば手のひらの皮一面を3～7日かけて、ゆっくりと全部はがしていく状態と同じなのです。

子宮から出血している生理は、いわば〝内臓損傷〟です。

それが過多月経となれば、傷からものすごい勢いで血が噴き出している状態ですから、「今日は、内臓損傷中なのでお休みします」と周囲にいって、何が問題なのでしょうか？

子宮内膜症のかたは、子宮内膜以外の場所でも、生理のたびに内臓損傷が起こっているわけです。その様子がもしも目で見えたとしたら、大惨事だとわかるでしょう。

もちろん、生理が内臓損傷であるということを、パートナーや職場の男性たちに今すぐ理解してもらうのは難しいかもしれません。しかし、まず、痛くても痛くなくても、生理中にはちゃんと休んで、「生理って大変なことなんだ」と彼らに思わせることが重要です。

女性自身が生理中＝内臓損傷中だと自覚していないと、「みんな生理中でもがんばっているから、私だけ休んでいるわけにはいかない」と、つい無理をしてしまいます。

生理に対しての一番の教育は、まずお母さんが生理のときに、痛くなくてもちゃんと寝込むことだと私は思っています。

今後、皆さんが毎月生理期間中にしっかり休む、しっかり寝込むことで、それを見て育った子どもには、「生理中って休むのが当たり前なんだ」と刷り込まれます。

ですから、女の子であれば、生理のときはしっかり休んで過ごすようになるし、男の子であれば「生理中ならちゃんと休まなきゃだめだよ」といって、家事や仕事を手伝ってくれるイケメン男子に育ちます。そんなイケメン男子を育てるか、「生理なんかで休むなよ」というパワハラ男子を育てるかは、あなたの生理の過ごし方次第です。

第5章

子宮内膜症を自分で治した体験談

体験談①

チョコレート嚢胞の再発の不安が消失！子宮筋腫も縮小した

山田桃子さん（仮名）44歳　パート

10年ほど前、結婚後の妊娠反応が出たので、私は婦人科を受診しました。エコーで診察してもらったところ、医師に「よろしくない妊娠（流産してしまうかもしれない）みたいだね。それと、おなかになにか見えますよ」と告げられ、大きな病院で検査をすることになりました。

結局、おなかの赤ちゃんは流産。そして、検査の結果、チョコレート嚢胞《のうほう》（25ページ参照）があると診断されました。

実は、私は19歳の頃に、たびたび子宮から突き上げるような痛みに襲われることがありました。母が心配し、食事で治そうと、食養生を教える先生の元に私を通わせました。

そこで、根菜類やみそ、ごまなど、昔ながらの和食を学び、食生活に気をつけていたおかげか、突き上げるような痛みもやがてなくなり、生理痛とも無縁の日々を送っていたのです。

そのため、チョコレート嚢胞と診断されたのは意外でした。

病院では、即手術を勧められました。

しかし、食養生の先生に「自分でつくった病気は自分で治せる」といわれていたので、私はどうしても手術をしたくありませんでした。

それからは、西洋医学と東洋医学のどちらも取り入れた治療をしている医師を探し、大きな病院を転々としましたが、どこにいっても、私の目もろくに見ずに「即手術です」といわれるばかり。

そのため、しばらく病院に行くことをやめていたのですが、41歳の夏、急に胃の下あたりが膨らみだし、まるで7カ月頃の妊婦くらいの大きさのおなかになってしまいました。

洋服もふわっとしたものしか着ることができず、周りからは「万年妊婦」といわれていたほどです。

自分でもおかしいなと思いましたが、痛みもなく、生理は毎月あったので、病院に行かずにいたところ、秋頃に右胸の下あたりに激痛が走るようになり、体をまっすぐ伸ばせなくなってしまいました。

子ども服の販売をしているパート先でも、痛みを隠すように背中を丸めないと仕事ができなくなってしまいました。


そんなとき、駒形依子《こまがたよりこ》先生のブログと出会いました。ブログを読み進めるうちに、「この先生なら信頼できそう」と確信した私は、平成30年の年明けに山形県米沢《よねざわ》市でクリニックを開業されると知りました。

クリニックまでは自宅から車で片道2時間かかるのですが、どうしても駒形先生に診てもらいたいという思いから、痛みを我慢して、開業早々に受診しました。

これまでの経緯を駒形先生にお話しすると、「手術をせず、おなかが大きくなった、小さくなったと心配するエネルギーを抱えるよりも、まずは手術をして、次は病気をつくらないようにするエネルギーに変えていったほうがいいんじゃない?」といわれ、「手術を受けよう!」と初めて思えました。

なによりも、私の目をしっかり見て、親身に話を聞いてくれた駒形先生。こんなにも患者に寄り添ってくれる医師に初めて出会い、今まで意固地になっていた私の思いが、す〜っと溶けていったのです。

駒形先生のクリニックでは手術ができなかったので、地元の病院に行きＭＲＩ（核磁気共鳴画像）検査をすると、なんと血がたまった右卵巣《らんそう》は28㎝の大きさに腫れていました。さらに、7㎝ほどの子宮筋腫《しきゅうきんしゅ》（30ページ参照）も見つかりました。

手術では、筋腫はそのまま残し、右卵巣を全摘しました。

それから2カ月後、経過は良好ということで、駒形先生のクリニックへ紹介状を書いてもらい、毎月1回、通うことになったのです。

駒形先生の元で、まずセルフケアとして、「膣《ちつ》トレ」（77ページ参照）と「骨盤ストレッチ」（87ページ参照）を教えていただきました。

朝は目が覚めると、起き上がる前にあおむけのまま膣を意識しながら、両脚を上下にすりすりさせて骨盤を動かす骨盤ストレッチをします。

イスに座ってテレビを見ているときに、ときどき膣トレも行いました。いずれも、何回やるかは決めず、忘れる日があっても自分を許すようにしていました。

これらのセルフケアのほか、駒形先生のクリニックに通い始めて、これまでの思考のクセが病気をつくってしまったことに気づきました。それは、心配しすぎ、考えすぎ、そして、人に尽くしすぎる性格です。

例えば、パートで誰かが休みで出られずに困ったというと、自分の体もつらいのに「私、大丈夫です」といって出勤してしまうのです。

駒形先生からは、もっと自分を大事にするように、アドバイスをいただきました。また、1日5分はなにも考えない「無の時間」をつくることや、音楽を聞くときは、歌詞の意味を考えないように聞き取れない外国語の音楽にするなど、具体的な提案もいただきました。

まじめで考えすぎの私にとって、駒形先生のブログを読んだり、お話しをさせていただいたりする時間は、本当に楽しい時間です。

今では手帳に「絶対に休む日」を前もって書き入れています。

なにも予定がないと、バイトや友達の誘いなど用事をつい入れていたのですが、そ

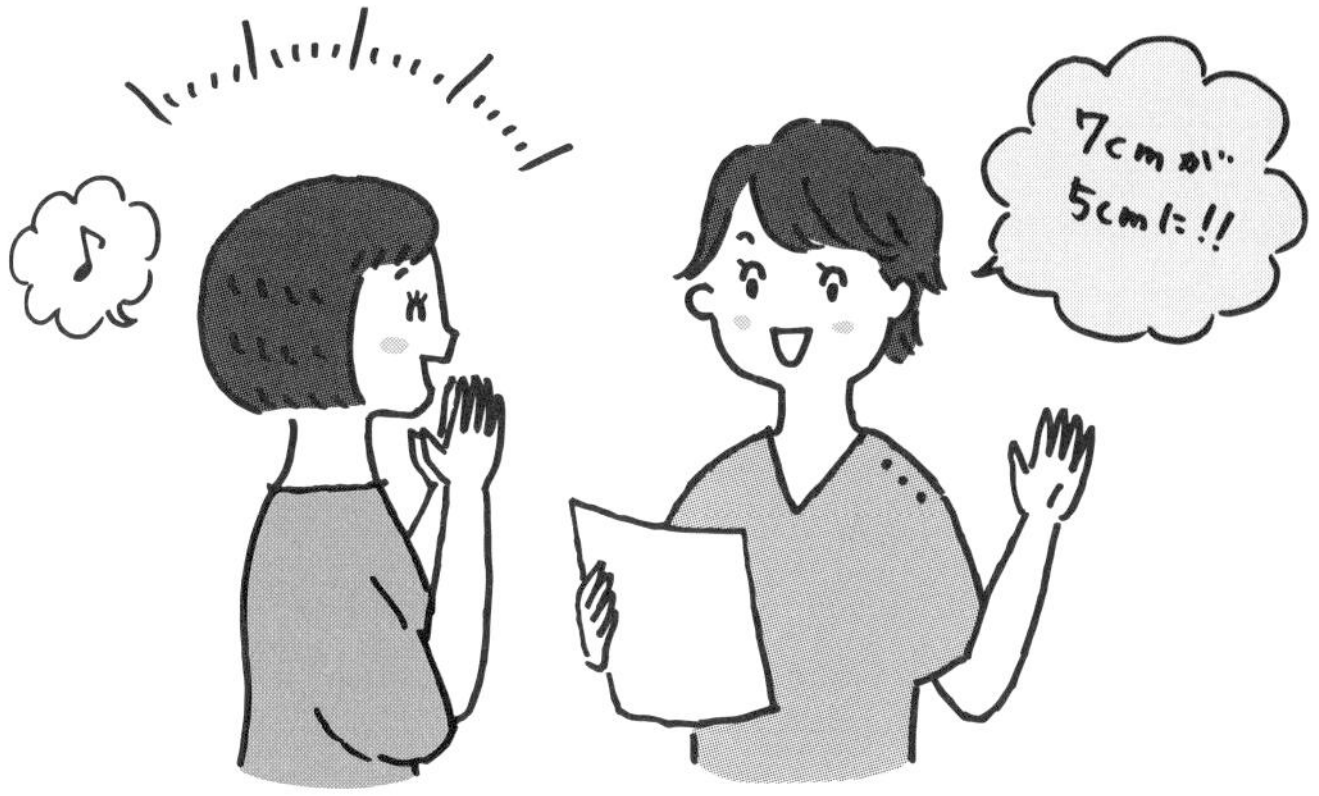

朝から元気に過ごせ、子宮筋腫も縮小

れをやめて、自分のための時間をつくることで、前よりも余裕のある生活ができるようになりました。

気持ちも明るくなったせいか、駒形先生のクリニックに通うようになって以来、具合の悪い日がなくなりました。

以前は、すぐに疲れてしまって、休日は朝から起き上がれなかったり、買い物に出かけた後はなにもする気力がなく、動けずにいたりしたのですが、今はそういうことが一切なく、朝から元気に1日を過ごせるようになったのです。

そして、セルフケアを始めてから6カ月後、ずっと異常値だったヘモグロビンの数値も正常値に戻り、手術前に見つかった子宮筋腫も5㎝に縮小していました。

もちろん、生理痛はなく、毎月、定期的に生理も来ています。チョコレート嚢胞の再発の不安も消えました。

今では、毎月1回の駒形先生の診察がとても楽しみです。片道2時間の距離をまったく感じないほど、ワクワクしているのがわかります。

駒形先生に出会い、エネルギーに満ちた人生を過ごせていることを、本当に感謝しています。

著者のコメント

初めて山田さんを診察させていただいたとき、おなかが妊婦さんみたいに大きくなっているのを見て、びっくりしました。緊急手術レベルに大きくて、卵巣が破裂する可能性も高く、正直なところ、悪性腫瘍《しゅよう》の可能性も否めませんでした。

ご本人は当初、手術せずに治したい、手術をしないでどうにか腫瘍を小さくしたい、なくしたいとのことでしたが、手術をすることと手術をしないことのメリット・デメリットについて、山田さんが納得するまで説明することで、最終的に手術に踏み切られました。

幸い、悪性ではなかったため、術後は再発しない体づくりを目標に通院を再開し、「膣トレ」と「骨盤ストレッチ」を日常生活に無理なく取り組んでいただくことで、現在では見違えるように元気に過ごされています。

医師から手術を勧められると不安になるかもしれませんが、手術とは自分に起こっていることを正確に把握するための大がかりな検査です。山田さんの体験談は、体の状態に不安を持ち続けるよりも、今自分はなにをすべきかをハッキリさせることで心も体もよくなった、とてもよい例だと思います（駒形依子）。

体験談②

子宮腺筋症の激痛が消えて薬が不要に！　経血コントロールもできた

山川ゆうさん（仮名）　44歳　主婦

子宮内膜症《しきゅうないまくしょう》と診断されたのは、28歳の頃でした。

生理の前日くらいから腰のあたりが重く、子宮を絞られるような痛みに襲われるようになったのです。しかも、生理2〜3日目は、夜用ナプキンが2時間くらいでいっぱいになるほどの過多月経《かたげっけい》でした。

当時は結婚したばかりで、早く子どもが欲しかったものの、日常生活に支障が出るほどの症状だったため、生理を止めるタナゾール療法というホルモン治療を受けていました。ところが、休薬すると痛みが復活する、というくり返しです。

布ナプキンにしたほうがいい、というネットの記事を読んでは、オーガニックの布ナプキンに換えるなど、自分でもいろいろ試すものの、実感するような改善はなく、生理に悩まされる日々を送っていました。

そうこうしているうちに、32歳のときに自然妊娠をしました。

当時の産婦人科の医師は、「子宮内膜症にとって妊娠は一番の治療だよ」といってくれて、私は33歳で長男を出産。

そして、1年半後、2人目を妊娠して次男を出産。

さらに2年後、3人目を妊娠して長女を出産。その2年後には双子を妊娠して、次女と三男を出産しました。

5人とも経腟分娩《けいちつぶんべん》で生み、全員母乳で育てました。最後の双子の出産のときは、出産後1年間、生理が止まっていましたが、そのほかの出産のときは、出産から2カ月たつと生理が再開してしまったのです。

以前より生理痛は軽かったものの、依然として痛みは残ったままでした。

私は医師に、「なぜ、すぐに生理が始まってしまうんですか?」と聞くと、「子宮の回復が早いんですよ。母乳をあげていても、子宮の戻りが早ければ、生理は再開するものなんです」といわれ、複雑な気持ちになったのを覚えています。

こうして、約7年間にわたり、妊娠と出産によって子宮内膜症はなんとか抑えられてきましたが、5人の子育てで忙殺状態。生理のときに布ナプキンをするのも面倒になって、自分の体を顧みなくなっていったのです。

双子を出産して1年後、42歳のときに生理が再開しました。ところが、この生理のときの痛みがのたうち回るほどのすさまじさだったのです。

生理前日くらいから、腰の痛みと子宮を絞られる痛みがじわじわと大きくなり、生理3日目にマックスに。4日目、5日目は少し楽になるのですが、6日目から排卵前まで、また同じ痛みが襲ってくるのです。

こうして、1カ月のうち約2週間は生理痛に苦しむようになり、家事も必要最低限しかできず、寝込むようになってしまいました。

子育てもままならなくなった私を、主人は黙って寝かせてくれて、その間、子どもたちの入浴、歯磨き、着替えなどを協力してくれました。

とにかく、体がつらいので、子どもたちを公園にも連れて行けません。学校行事があるときは体にムチを打って行き、帰ってから倒れ込む日々を送っていました。

でも、そんな日々も限界に達し、産婦人科で血液検査を受けると、子宮内膜症を表す腫瘍マーカーが高く、「おそらく内膜症の再燃でしょう」といわれました。また、子宮が普通よりも大きいので、ＭＲＩ（核磁気共鳴画像）検査をしたところ、子宮筋層に内膜組織が霜降り状に入り込んでいることがわかり、子宮腺筋症《しきゅうせんきんしょう》（29ページ参照）と確定診断されました。

子どもを産む予定はもうなかったので、ホルモン剤を投与して閉経状態にするリュープリンという治療を行いました。ところが、ほてり、だるさ、吐き気などの副作用がひどく、結局、半年でやめてしまいました。

その後、3カ月すると生理が再開。また、すさまじい痛みが戻ってきて、とうとう鎮痛剤も効かなくなったときに、駒形依子《こまがたよりこ》先生のブログを見つけたのです。

駒形先生のブログを読むと、東洋医学の話がたくさん書かれていて、この先生の話を聞いてみたいと思い、受診を決めました。

初診では、舌の様子やおなかの触診のほか、しっかり問診をしてくださいました。多くのアドバイスの中でも、体の水分が不足しているといわれたことは衝撃でした。

5人も子どもを産んで、双子も2歳くらいまで母乳を与えていたという話をしたところ、駒形先生は、「母乳を与えるだけで、水分はどんどん出ていってしまうんだよ」と教えてくれたのです。

そこで、経口補水液《けいこうほすいえき》やスポーツドリンクなど電解質が入っていて、体の水分に近いものを1日に少しずつ取ることで、まずは、体の水不足を解消することにしました。

平熱は高くても内臓は冷えていること、胃腸が弱いと痛み止めを飲んでも吸収されないことなども、駒形先生に教えていただきました。

そして、水分バランスを整える漢方薬を処方してもらい、「おまたカイロ」（83ページ参照）で外側からしっかり温めることになりました。

私の場合、祖母に教わって、経血《けいけつ》コントロールを実践していました。

祖母の時代はナプキンがなかったので、膣を締めて経血をためて、トイレで出していたといいます。

祖母に、おしっこを止めるような感覚で膣を締めるといいといわれ、私も自己流ではありますが、「膣トレ」（77ページ参照）のようなことをしていました。

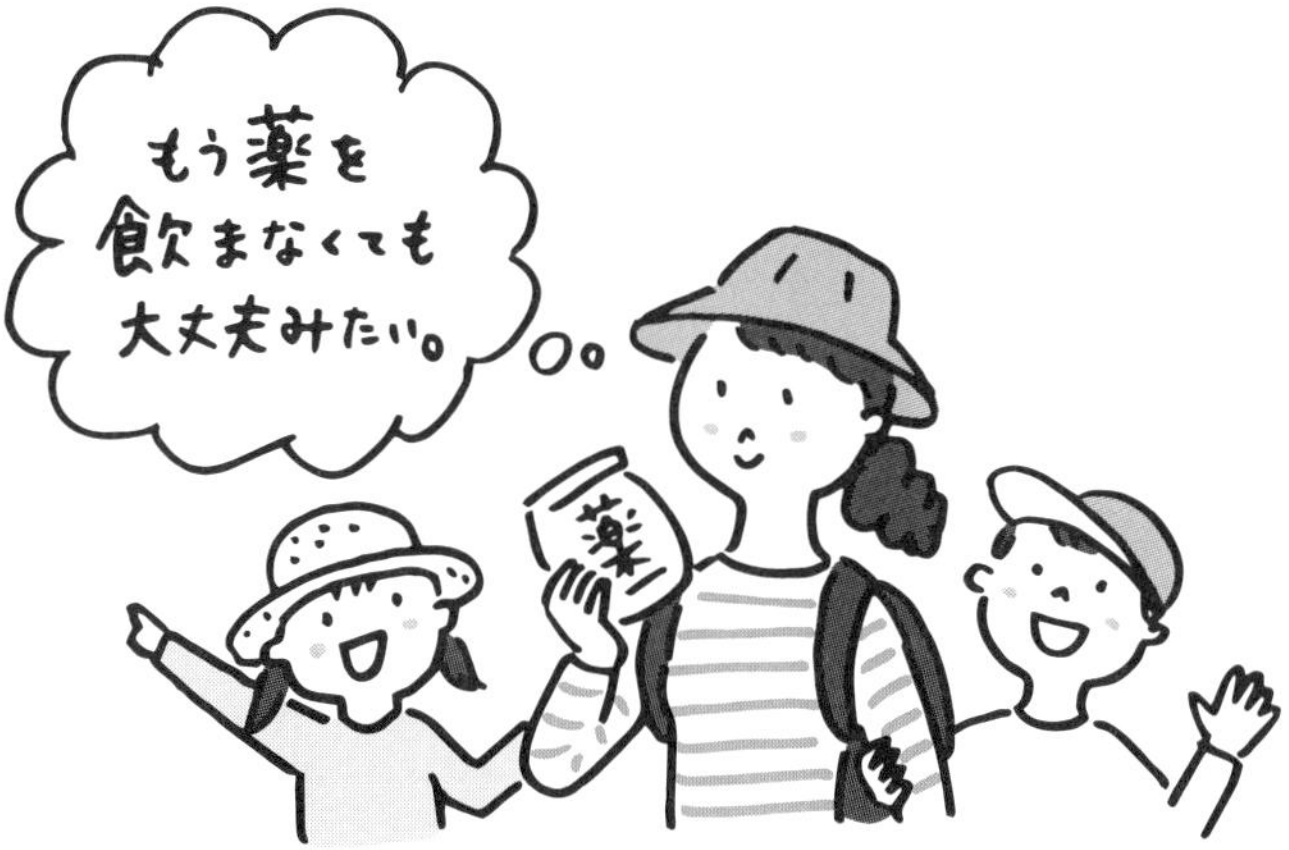

こんなに元気に過ごせるなんて、夢のよう

先生に教わったセルフケアをしてから初めての生理が来たのですが、なんと痛み止めが効くようになったのです。どれだけありがたかったことか！

1カ月後の診察で、痛み止めが効いたと伝えると、駒形先生は喜んでくれました。「今はどんな痛みがある？」と聞かれたので、「腰のあたりがひきつるような痛みが続く」と話すと、「骨盤ストレッチ」（87ページ参照）を教えてくれました。

すると、翌月の生理ではひきつるような痛みがだいぶなくなり、以前は生理中ずっと飲んでいた痛み止めも、1日目と2日目に飲むだけで過ごせるようになったのです。

さらに、その翌月の生理では、とうとう鎮痛剤を飲まずに過ごせました。

おまけに、経血コントロールもだんだんうまくなり、今ではナプキンにほとんど血をつけることなく、膣で経血を止めて、トイレで出せるようになりました。


子宮腺筋症が治ったのかどうかは、ＭＲＩ検査をしないとわかりません。でも先日、子宮頸《しきゅうけい》ガン検診を受けたところ、子宮の大きさも普通くらいといわれました。

体の水分不足を解消し、セルフケアを行い、膣に意識を向けるだけで、あんなに悩んでいた生理痛がなくなって元気に過ごせるとは、本当に夢のようです。

母親は家族の太陽。家の中も明るくなり、子どもたちの笑い声も響くようになり、幸せをかみしめています。

著者のコメント

クリニックを受診された目的は、子宮腺筋症によるひどい生理痛の改善でした。しかし、５人のお子さんを出産し、すべて母乳で育てている山川さんの話を聞き、まずは体の水分バランスを整えることが先決だと思いました。

水分が枯渇した状態で体を温めても〝空炊《からだ》き〟をしているようなもの。ですから水分バランスを整える漢方薬を処方したうえで、とにかく水分を取るようにしてもらったところ、みるみる効果が現れ、1カ月後の生理から痛みがよくなり始めました。

また、経血コントロールができるおばあさんが身近にいたために、受診した時点でほとんど「膣トレ」もできていて、あとは「骨盤ストレッチ」を追加するだけだったので、効果も早く現れたのかもしれません。

子宮腺筋症のかたは経血量が多いので、日々の水分補給はなによりも大切です。痛みが強く、吐き気がある場合は、口に含む程度でもいいので、こまめに電解質の入った水分を取り、量が取れないときは質にこだわってください。それだけで、症状が改善することも多いかと思います。（駒形依子）。

体験談③

膣に潤いが戻って性交痛が改善！
起き上がれないほどの生理痛も消えた

黒沢里美さん　29歳　会社員

私は24歳の頃、起き上がれないくらいの生理痛になりました。鎮痛剤を飲んでも効果がなく、脂汗をかきながら産婦人科に行って、痛み止めの点滴をしてもらうというくり返し。そこで「子宮内膜症《しきゅうないまくしょう》」と診断され、それから2年間くらいピルを服用しました。

ピルを服用している間は、生理といってもおりものシートで足りるくらいの少量の出血で済み、3日くらいで終わる程度のもの。生理痛とも無縁になりました。

ところが、26歳で結婚した私は、妊娠を希望していたため、ピルをやめることにしました。生理が復活しても生理痛はなかったのですが、今度は性交痛に悩まされることになったのです。

実は、ピルを飲む前は、セックスのときに膣《ちつ》は濡れていましたが、ピルを飲み始めてから、まったく濡れなくなってしまいました。

摩擦で膣が切れ、あまりの痛みにセックスが嫌になりました。子どもは欲しいのに、結婚当初からセックスレスになってしまったのです。

そこで、意を決して総合病院へ行きました。ところが、エコー検査をしても異常はないといわれ、ローションを処方されるだけだったのです。

ピルをやめて2年くらいたった頃、再び24歳の頃の生理痛が襲ってくるようになりました。

起き上がれないくらいの激痛が走ることもあり、仕事も有給休暇を使って何度か休みました。鎮痛剤も1日4回、3~4日は飲み続けていました。

なんとかしなければと思い、病院を探していたとき、山形県米沢《よねざわ》市の広報に、駒形《こまがた》依子《よりこ》先生が開業されるクリニックの広告が掲載されているのを見かけました。

実は、私が駒形先生のことを知ったのは、19歳の頃です。おそらく、医師になられて駆け出しの頃だったのかもしれません。

当時、ダイエットで生理不順になり、総合病院を受診したことがあったのですが、そのときの担当医が駒形先生だったのです。

とてもキレイな先生だったことと、生理不順のことだけでなく、私の肌荒れのことも気にかけてくれてアドバイスしてくださったことが印象的で、覚えていたのです。

そこで、駒形先生のクリニックに行ってみよう、と直感で思いました。

受診して、正直に性交痛のことを話したところ、駒形先生から「ピルは膣を老《ふ》けさせる」と教えていただきました。ピルを内服することでエストロゲンが減少して子宮の分泌物が減り、膣自体が乾燥して、萎縮《いしゅく》してしまうのだそうです。

特に、ピルを長期間飲んでいると、やめてすぐに潤うことは難しく、妊活にも時間がかかるのだそうです。そこで、「膣トレ」（77ページ参照）と「骨盤ストレッチ」（87ページ参照）をして、子宮や膣に潤いを戻そうということになりました。

私は毎晩、おふろ上がりに、イスに座って行う骨盤ストレッチと、膣トレをしました。朝起きてからは、寝て行う骨盤ストレッチと、膣トレを行いました。

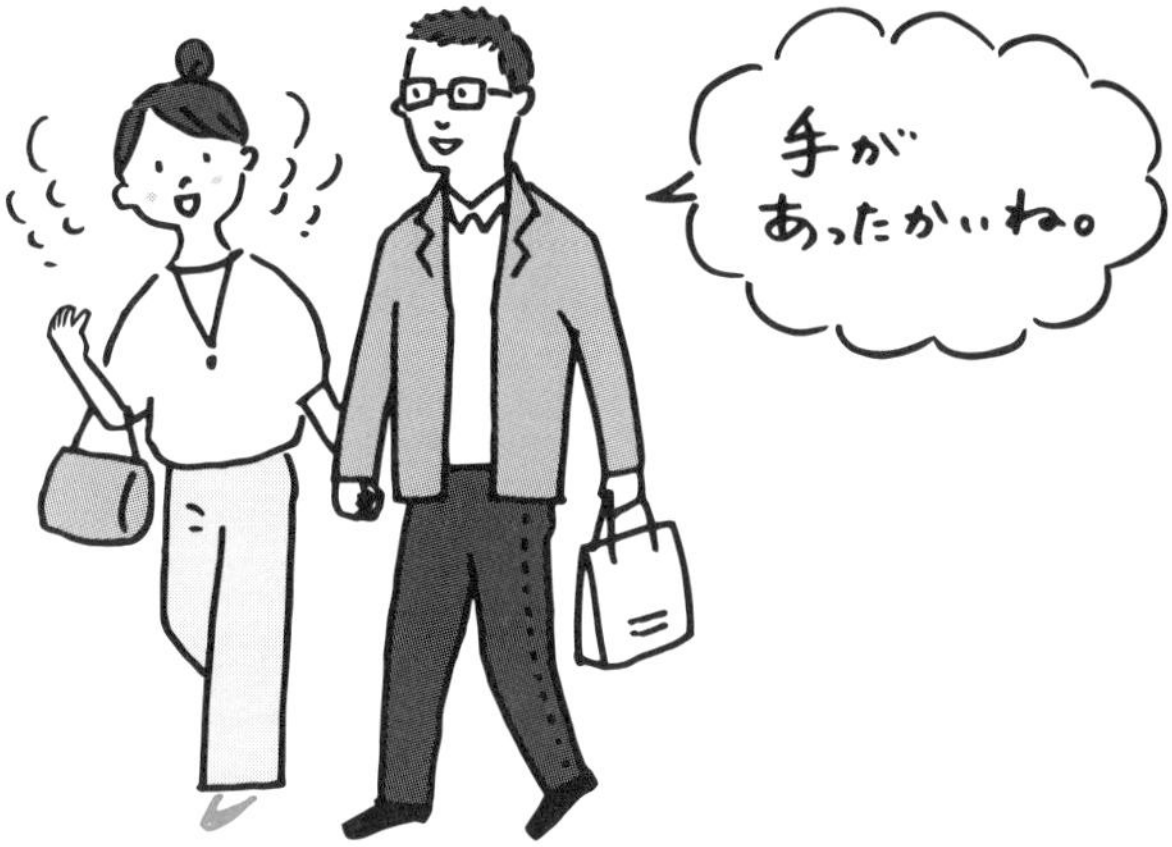

35℃台だった体温が36℃台に

また、冬の時期は毎日のように、「おまたカイロ」（83ページ参照）を当てていました。朝出勤する前につけて、帰宅するまでつけっぱなしですが、背中やおなかにカイロを貼るよりも、体の芯から温かくなる感じがしました。

そのほか、駒形先生がつくっている「おっぱいはがし」（96ページ参照）や「肩甲骨はがし」（93ページ参照）の動画も参考にして、気が向いたときに行いました。

こうして、いろいろなセルフケアを取り入れて体を温めていたところ、2～3カ月たった頃からでしょうか。膣に潤いが戻り始めたのです！

濡れるようになって、性交痛がなくなり、セックスも月に5回くらいに増えました。夫からは膣の締まりもよくなったといわれています。

今まではほとんどおりものも出なかったのですが、セルフケアを始めると、排卵時特有の水っぽい、伸びるおりものが分泌され、排卵日の目安もつくようになりました。

また、今までは手足が冷たくて、体温も35℃台でしたが、今では体温も36℃台に上昇。手足はいつもポカポカです。ひどかった生理痛も気にならなくなり、痛みが多少出ても、鎮痛剤を飲めばすぐに効いてくれるようになりました。

ちょっとした習慣を取り入れただけなのに、性交痛がなくなっただけでなく、生理痛も冷え症もこんなに改善されることに、本当に驚いています。

今では、駒形先生のクリニックで排卵のタイミングを検査してもらいながら、夫婦で妊活を楽しんでいます。

著者のコメント

治療とはいえピルを内服すると、体内のエストロゲン濃度が最小限になることで、子宮、卵巣《らんそう》、膣へ行く血流は低下します。「血」が減るということは「水」が減るということです。そのため内服期間が長ければ長いほど、膣の潤いは低下します。エストロゲンが少ないということは、閉経の状態に近いということです。そのため肌がカサカサになったり、膣が乾いたり、髪の毛も細く薄くなったりします。

チョコレート嚢胞《のうほう》（25ページ参照）と骨盤子宮内膜症（31ページ参照）による生理痛から、長期間ピルを服用していた黒沢さんの場合、膣への血流が低下して膣が乾燥していたことが、性交痛の原因になっていました。

それが「膣トレ」と「骨盤ストレッチ」で骨盤内の血流が増え、膣に潤いが戻ることで性交痛がなくなり、体全体が温まるようになりました。また排出力もアップしたことで、ニキビや肌の乾燥もよくなっていました。

性交痛を一人で悩んでいる女性は多いと思いますが、あきらめる前に、一度本書のセルフケアを試す価値はあると思います（駒形依子）。

体験談④

過多月経が治った！排卵痛・排便痛が消えて便秘も解消

森田淑江さん　40歳　主婦

生理痛の症状が悪化したのは、20歳前後のときです。

生理になると、毎月大きな経血の塊がたくさん出て、出血量も多く、生理の数日前から生理2～3日目までは、下腹だけでなく、胃の下も痛むようになりました。あまりの痛さに、ベッドに横になったまま気を失うこともあったほどです。

また、排便痛や性交痛もありましたし、排卵時には肛門《こうもん》のほうに下腹が引きつれるような排卵痛もありました。

そんな状態だったので、27歳で結婚後に婦人科へ行ったところ、内診で「子宮内膜《しきゅうないまく》症《しょう》」と診断されました。妊娠したいと医師に伝えると、「早く子どもができるといいね」といわれるだけで、特に治療をせずに終わりました。

31歳のとき、不妊治療のために病院へ行き、卵管造影をしたところ、左卵管に詰まりがあり、子宮内膜ポリープがあることもわかりました。そこで、ポリープを切除するため、子宮鏡下手術をすることになったのです。

エコーで子宮内を見たところ、子宮筋腫《しきゅうきんしゅ》（30ページ参照）が見つかり、さらに、子宮の形がいびつなので、いろいろなところに癒着《ゆちゃく》しているだろうといわれました。

子宮鏡下手術ではポリープを切除し、選択的卵管造影で、卵管もキレイにしてもらいました。

しかし、その後、右卵巣《らんそう》にチョコレート嚢胞《のうほう》（25ページ参照）があることがわかり、筋腫も一緒に切除するため、開腹手術をしました。

おなかを開けてみると、腸と子宮が癒着していたり、卵巣が子宮の裏側のほうに癒着して違う位置を向いていたりなど、ひどい状態。医師には、「こんなにひどい状態のものは見たことない」といわれたほどです。

結局、腸と子宮の癒着は、外科医が立ち会わないと対処できないということで、そこは触らずに閉じたそうです。

以前ほどではないものの、術後も生理痛はなくならず、経血の量も多めです。

また、手術で卵巣をいじったせいか、排卵痛もひどく、生理痛とは一生付き合わなければならないのかと思っていました。

それでも子どもが欲しくて不妊治療を続け、37歳で念願の妊娠。双子を授かりました。1人は体外受精した子、もう1人は自然妊娠した子でした。

ところが、1人の子はおなかの中でしか生きられず、21週で経膣分娩《けいちつぶんべん》による流産という形になりました。

このとき、「陣痛がつくので、もう1人の子も99％以上の確率で一緒に流れます」と医師からいわれていたのですが、なんと、赤ちゃんはおなかにとどまってくれたのです。まさに奇跡が起こった瞬間でした。

そして、38歳のとき、無事に息子を出産することができました。

駒形依子《こまがたよりこ》先生のブログを見たのは、息子を出産するまで3カ月以上入院していた頃。自分をいじめるような生き方が、子宮内膜症を引き起こしていたのだと気づきました。

読むたびに、心にグサグサと刺さることが書かれてあり、「退院したら絶対に、駒形

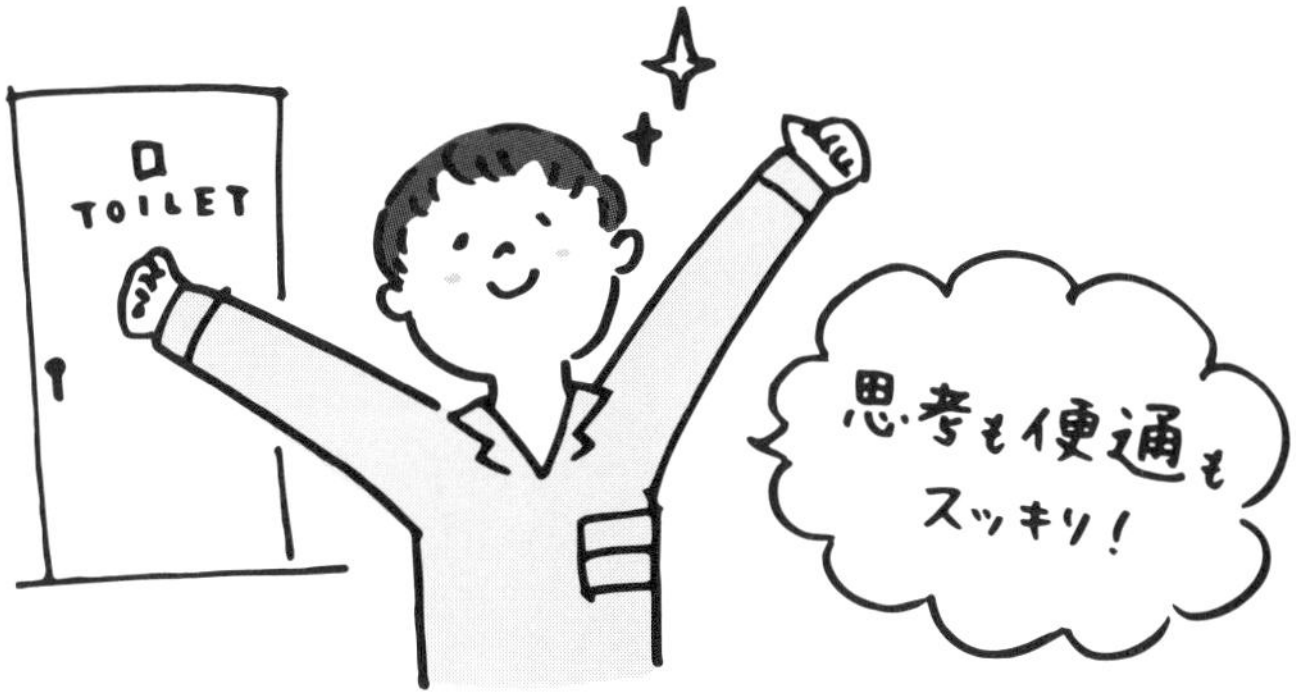

排便もスムーズに

先生に会いに行こう」と決心したのです。

息子が1歳になる頃、東京で開催された「グレない膣の作り方講座」に参加することができました。

生理は産後7カ月で始まり、多少の生理痛と過多月経は相変わらずで、経血の塊も出ていました。そこで、講座で教えていただいた「膣トレ」（77ページ参照）や「骨盤ストレッチ」（87ページ参照）を毎日欠かさずにやるようにしました。

すると、セルフケアを始めて最初に来た生理は、経血の量が減り、塊も出なかったのです。

セルフケアを続けて3カ月後には、生理痛もすっかり消え、生理2日目でも外出できるようになりました。排卵痛、性交痛もなくなりました。
しかも、骨盤ストレッチの効果なのか、排便もスムーズに。いつも不規則だった便通も、今では朝食前にスルッと出るようになり、以前に悩まされていた排便痛もなくなりました。

駒形先生の講座では、思考のクセについても心に響くお話がたくさんありました。なかでも、「子宮内膜症は自分にパワハラをしている代表格」という言葉が心に響きました。これまでは、「私ばかりつらい思いをしている」と自分を責め続けてきましたが、駒形先生に出会えたことで、自分の思考のクセを修正することができました。
駒形先生に出会えなければ、きっとまた子宮トラブルを起こしていたでしょう。これからは生き方も含め、しっかりと自分に向き合っていこうと思います。

著者のコメント

森田さんは私の講座に参加されましたが、当院への受診歴はありませんでした。ですから、「膣トレ」と「骨盤ストレッチ」のセルフケアだけで、ここまでよくなりました。

セルフケアで骨盤内の血流が増え、おなかが温まることで、癒着《ゆちゃく》で引っ張られて硬くなっていた組織がゆるみ、組織自体の血流がよくなることで全体的な冷えが解消したのだと思っています。その結果、生理痛が治まり、経血量が減ることで塊も出なくなったそうです。

正直、ここまで症状が改善したのは、森田さんがとても素直《すなお》だったからだと思います。私が講座で伝えた体のしくみについて、きちんと理解をしたうえで、しっかりと実践してくれたからこその結果です。

子宮、卵巣の病気は、自分を責めるクセのあるかたや、我慢しがちなかたなどに多いという傾向があります。思い当たるかたは、ぜひ膣トレを試してみてください。「意識」という「気」を膣に向ける行為で、意識が下腹部や膣に向いている間は、頭に意識を向けられません。つまり、膣を鍛える、動かす以外のことはなにも考えられなくなって、悩むことから解放されます。（駒形依子）

おわりに

私が医者になった理由は、医者が嫌いだからです。

私は中学2年生の体育の授業で右足首の靭帯《じんたい》を切断し、手術をしたことがあります。そのときのケガと手術が原因で、今でも運動すると右足首が熱を持ち、痛くて眠れなくなる日があります。

手術をしたら治るといわれたのに、手術をしても治るどころか、悪くなった気がしました。「病院に行ったら治る」「治してもらえる」という思いが裏切られた中2の夏、私は医者に絶望したのです。

そして20代前半はヘビースモーカーだった私が、たばこをやめようと一大決心をしました。「たばこをやめたら、肌がキレイになる」といわれたことを疑わず、期待に胸を膨らませて寝た翌朝、鏡を見たら顔の輪郭が変わるぐらいの吹き出物に絶望しました。

皮膚科、内科、エステなど、治してくれそうなところを思いつく限り行ったけれど、1㎜もよくなりません。鏡を見るたびに自分に絶望してたときに、私は漢方薬に出会いました。おかげで痕《あと》も残らず、キレイに治りましたが、そのときに西洋医学の限界を、身をもって知ったのです。ですから、私は東洋医学にしか興味がありませんでした。

そんな私が産婦人科医になった理由。それは、子宮がとてもかわいかったからです。

私、子宮に一目ぼれしたんです（笑）。

大学5年の外科での病院実習で、腹腔鏡《ふくくうきょう》手術を見学する機会がありました。その手術自体は大腸の手術だったのですが、私はモニター画面に映る子宮に目がくぎ付けになり、その見たこともないほどかわいくて、キレイなピンク色に、泣きそうになりました。子宮の美しさに感動したんです。

それと同時に、「こんなにかわいくて美しい子宮に、病気をつくるなんてありえな

い」「そういう子宮を減らしたい」と思い、産婦人科医になることを決めました。産婦人科では、妊婦さんや思春期の生理トラブル、更年期障害などに漢方薬をよく使うことも決め手になりました。

ところが、産婦人科医になったものの、生理痛の患者さんへの治療といえば、鎮痛剤か低用量ピルを処方する程度です。

ホルモン治療をしても、やめたら症状が元に戻ってしまうことがほとんどで、「これって本当に治すための治療なのかな」「根本的な治療につながるのかな」「患者さんのためになるのかな」と疑問を持つようになりました。

自分もそうだったのでよくわかりますが、患者さんたちは、やはり「治す」ことを目的に、お金を払って、時間を使って、病院に来てくれています。もちろん、中には「とりあえずどうにかしたい」「今すぐ症状を抑えたい」と対症療法を希望されるかたもいらっしゃいますが、本当にちゃんと治したいと思っているかたのほうが多いのではないでしょうか。

だったら、ちゃんと治る方法を教えてあげたい——。そう思ったからこそ、**根本か**

ら体を立て直す治療や方法を考え、探すために、まずは自分の体を使って実験をくり返す〝自分実験〟を始めたのです。

この考え方に至ったのには、私が医師国家試験の2週間前に、突然、椎間板《ついかんばん》ヘルニア（背骨の椎骨と椎骨の間でクッションの役割を果たしている椎間板が変性し、組織の一部が飛び出す病気）になって、約1年間、ほぼ実家で寝たきりの生活を送った経験も影響しています。

実家で国家試験の勉強をしていたら、突然、腰の激痛に襲われて、痛みで呼吸もうまくできず、まったく動けなくなりました。

すぐに病院に行って検査を受けると、椎間板ヘルニアとの診断。病院では手術を勧められましたが、さすがに国家試験が目前なので断りました。

3日連続で行われる国家試験のうち、2日間は鎮痛剤の乱用で粘ったものの、結局、胃も腰も限界になり、途中でリタイア。

試験中に座っていられなくなり、**国家試験の現役受験をあきらめたのです。**

首から上は元気なのに、首から下は思うように動かない状態の生活が始まり、寝返りをして横を向くことすら5分以上かかり、自分の部屋の目の前にあるトイレに行くにも15分以上かかる始末。体温調節もうまくできなくなり、真夏でもカイロを4枚も貼っていました。

そんな状態だったので、「今日、自分の体はなにができるのか」「なにをさせてくれるのか」と、**ただただ自分の体と向き合う日々。**

いくら国家試験の勉強をしても、体が動いてくれなければ、医者にはなれないし、仕事もできない。

私はそれを、寝たきりになる経験によって気づかされたのです。

ひたすら体を温めて、ひたすら細胞の変化と向き合い、ひたすら体の声を聞き、ひたすら自分の体と思考の違いを埋めていく——それをくり返したら、半年後、やっと1時間くらい座っていられるようになりました。そして、その間に勉強する日々を送っていました。

こうして、ひたすら自分の体の変化に目を向けた後、教科書を開いて改めて勉強をし始めると、「だから、こういう流れになって、こういう症状が出るのか！」というふうに、医学的な理解度が深まっていくのを感じました。単なる教科書上の知識ではなく、体感として体を理解したともいえるかもしれません。

その後、無事に国家試験に受かって医者になり、実際に手術をし、患者さんを診ていくことで、さらにいろいろなことがつながり、自分の中で知識がより深まっていきました。

あの寝たきりの経験がなければ、体に対する今の私の考え方は生まれていなかったと思います。

体が動いてくれなければ、したいことをさせてもらえない――。

そのことを痛感して初めて、自分の意志で動かせる体や細胞なんて、ほんの一握りしかないのだと知りました。

動かしているつもりが、動かされているだけだった――。動かしているつもりだった傲慢《ごうまん》さが、自分の体や細胞に対して、ひたすら恥ずかしくて、申し訳なくて、仕方がなかったのです。

自分がしたいことをするには、体の許可が必要！

だから、**体を大事にすること、そして体を整えることは、生きていくうえで人生を楽しむために最も大切なこと**だと私は思っています。


自分のことは自分にしかわからない。自分の体のことは自分にしかわからない。自分の体の変化は自分にしかわからない。

だからこそ自分のことを治せるのは、自分しかいないのです。


そして、２０１１年3月11日。東日本大震災のあの日、私は山形県の病院で仕事をしていました。

食料や水、ガソリンの定期的な供給、医療資源の定期的供給が制限されたあのとき、供給が制限されているからこそ、患者さんを選ばなきゃいけない可能性と隣り合わせになったあのとき——。

私は、自分の無力さを知りました。

私は、あの日、あのとき、自分に絶望しました。

私の知識と技術は、器具や薬がなんでもそろってる病院という場所でしか、なんの役にも立たないことに気づいたのです。

目の前に生理痛がひどくて苦しんでいるかたがいても、製薬会社が作ってくれた薬や点滴がなければどうすることもできない。

滅菌された器具や薬がそろってなければ、処置も手術もできない。

器具がなければ、薬がなければ、医師免許を持っていたって誰かを助けることも、痛みを取り除いてあげることもできない。

漢方の知識があっても、薬草の知識があっても、植物をそのまま使えるわけでもないし、薬草の毒性をなくして薬効を高める修治《しゅうじ》という作業ができるわけでもない。

誰かに作ってもらった薬がなければ、なんにもできない。

生理痛で苦しんでいる子どもが目の前にいても、薬がなければ「水分を取って温かくしてね」って言葉をかけるぐらいしかできない。そんなの、医者じゃなくても誰でもできるレベルの声がけ（笑）。

震災の真っただ中、そもそも水の供給だって限度があるし、避難所では紙ナプキンやオムツの供給が行き届かず、クレームが殺到してるってニュースで流れ、実際に耳にもした、あのとき。紙ナプキンも足りないし、タンポンも足りていない。
こんなときは経血《けいけつ》カップ⁉ 飲み水すら確保するのが大変なのに？ キレイな貴重な水で洗う？ 煮沸する？

紙ナプキンもタンポンも経血カップも、今の豊かな環境があればこそ使えるもの。正直、ただの贅沢品《ぜいたくひん》。

布ナプキンが洗えない状況の場合は、衛生面を考えたら紙ナプキンのほうが望ましいのでしょうが、一番いいのは、結局、経血コントロール（156ページ）だと私は思うのです。
紙ナプキンもタンポンも経血カップも布ナプキンも、なにも使わなくていい状態の自分になる。なにも使わないところまではいかなくても、最小限で済む状態の自分になる——。

あの日、あのとき、私はそれが理想だなって心から思ったのです。

あの日を経験したからこそ、薬やものを使わなくても症状をどうにか軽くすることはできないかと〝自分実験〟をして、模索して、行きついたのが、この本に書いてあるセルフケアです。

たとえ生理痛でも、ひどいかたはのたうち回ったり、失神したりする場合がある。しんどさはほかの重症患者と同じくらいなのに、生理痛ってわかった瞬間に後回しにされる。

過多月経《かたげっけい》だって、下手したら手術以上に出血することもあるし、1〜2時間で200〜300㎖出血することもある。でも、その出血が生理だとわかった瞬間、後回しにされる。

なんか理不尽じゃないですか？

だから、いつ、なにがあっても大丈夫な〝サバイバル対応〟の体を、私はつくりたい（笑）。そう思い、あの日、あのとき、私は薬やものに頼らずに治療できる医者になろうと心に決めました。

もちろん、必要なときに必要な薬はちゃんと使うけれど、最終的に目指すのは薬に頼らない体、ものに頼らない体。そして、本来の体の機能をちゃんと生かし、自分で自分を治せる体をつくること。

そんな視点で、この本を書きました。

本書の内容をどう取り入れるかは、あなた次第ですが、心に響くところがあれば、子宮の状態、そして自分自身の状態を整えるために、ぜひ試してください。

この本によって、あなたの子宮内膜症の症状が軽くなり、楽しく笑顔で毎日を過ごしていけるようになれば、心からうれしく思います。

２０１９年10月　著者記す